DES EAUX
SODO-CHLORO BROMURÉES

de SALINS (Jura),

De leur action physiologique et curative dans la diathèse strumeuse, la chloro-anémie et les énervations essentielles.

A la médecine rationnelle seule appar-
tient la véritable thérapeutique, celle
qui s'adresse aux indications.
DURAND-FARDEL, *traité thérap. des eaux
min.*, p. 268.

Par Cl. Germain,

DOCTEUR EN MÉDECINE DE LA FACULTÉ DE PARIS, MÉDECIN INSPECTEUR
ADJOINT DES EAUX MINÉRALES DE SALINS, MEMBRE
CORRESPONDANT DE LA SOCIÉTÉ D'HYDROLOGIE MÉDICALE DE PARIS, ETC.

EXCURSIONS AUX ENVIRONS DE SALINS,

PRIX : 1 fr. 50 c.

SALINS,
STERQUE, LIBRAIRE-ÉDITEUR,
Place d'Armes.

1859.

DES EAUX

SODO-CHLORO BROMURÉES

de SALINS (Jura),

De leur action physiologique et curative dans la diathèse strumeuse, la chloro-anémie et les énervations essentielles.

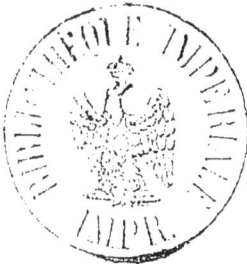

A la médecine rationnelle seule appar-
tient la véritable thérapeutique, celle
qui s'adresse aux indications.
DURAND-FARDEL, *traité thérap. des eaux
min.*, p. 268.

Par Cl. Germain,

DOCTEUR EN MÉDECINE DE LA FACULTÉ DE PARIS, MÉDECIN INSPECTEUR
ADJOINT DES EAUX MINÉRALES DE SALINS, MEMBRE
CORRESPONDANT DE LA SOCIÉTÉ D'HYDROLOGIE MÉDICALE DE PARIS, ETC.

EXCURSIONS AUX ENVIRONS DE SALINS.

SALINS,

STERQUE, LIBRAIRE-ÉDITEUR,

Place d'Armes.

1859.

DES EAUX

SODO-CHLORO BROMURÉES

de SALINS (Jura),

Les sources minérales froides de Salins appartiennent à la classe des eaux chlorurées sodiques fortes; celle du puits à muire, grotte A 4°, est la seule employée au service médical de l'établissement hydro-minéral de Salins : elle fournit 2,400 hectolitres par jour; sa densité est de 1,024; elle a 3° de minéralisation et contient 27 grammes de chlorure de soude sur 1,000 grammes d'eau; sa température, à la source, est de 11° 50. Des pompes aspirantes, mues par des machines hydrauliques, pénètrent, au moyen de forages, à 240 mètres de profondeur sous le sol keupérien de la saline, placée au milieu de la ville; elles ramènent, dans les bassins à évaporation, une eau minéralisée à 23°, employée exclusivement à la fabrication du sel commun. Le résidu liquide qui reste après la cristallisation et l'extraction du sel, se nomme Eau mère, et *mutter laüge* en Allemagne. D'après les analyses de MM. Favre, Pelouze et Dumas, vérifiées en 1857 au laboratoire de chimie de la faculté de médecine de Paris, par M. Ossian, Henri, fils, un litre d'eau mère de la saline de Salins, renferme 157 grammes 980 de chlorure de sodium, 2 grammes 70 de bromure de potassium, et un total de 317 grammes 720 de différents sels à base de soude, de magnésie, de potasse de chaux; 30 parties de sel sur 100, près d'un tiers du poids total du liquide.

L'eau de la source est limpide, inodore, inaltérable, sans action sur les papiers réactifs; sa saveur, un peu salée, se rapproche de celle de l'eau contenue dans les huitres comestibles. En la chargeant d'acide carbonique au moyen d'un appareil à pression, comme cela se pratique à l'établissement minéral de Salins, elle devient plus facile à boire et à digérer. Prise en boisson à la dose d'un verre à trois décilitres, qui tiennent en dissolution environ 7 gram. de chlorure de soude, son absorption par la muqueuse de l'estomac la fait jouir de propriétés altérantes; elle provoque l'appétit, l'activité des fonctions digestives; celle du foie, des reins et des organes secréteurs abdominaux; mais quand on la boit en plus grande quantité à des doses rapprochées, elle surexcite momentanément les cryptes muqueux intestinaux, occasionne pendant la journée de la soif, quelques selles liquides sero-muqueuses, sans coliques ni flatuosités.

L'eau mère est d'une couleur fauve, demi-transparente, grasse au toucher. Ce sentiment d'onctuosité, semblable à celui de la lessive, est remplacé bientôt par celui de sécheresse et d'aridité après que la main a été essuyée. Cette eau, qui laisse sur la planche des traces semblables à celle de l'huile, est très-hygrométrique; on ne la conseille pas en boisson à cause de sa saveur styplique et très-fortement salée, mais elle sert à fortifier les bains composés de l'eau de la source, après que sa température a été élevée au moyen d'un appareil caléfacteur. -- La capacité de nos baignoires est d'environ 2 hectolitres. Supposons un bain de 175 litres d'eau de la source, chauffée à 30° c., il tiendra en dissolution 5 kilogrammes 250 grammes de chlorure de soude, 11 grammes de bromure de potasse; l'aréomètre marquera 3°; avec l'addition de 25 litres d'eau mère, terme moyen de la minéralisation d'un bain dans le cours d'un traitement de 25 à 30 jours, il contiendra 9 kilogrammes 200 grammes de chlorure sodique, 78 grammes de bromure de potasse; il aura 5° et demi; 30 litres de ce résidu chloro-bromuré donnent à l'eau du bain 9 kilogrammes 990 de chlorure de soude, 92 grammes de bromure de potasse et 6° à l'aréomètre, c'est-à-dire que le bain préparé avec l'eau de source, présente un degré de plus de minéralisation par l'addition de 10 litres d'eau mère, en raison de sa pesanteur spécifique qui l'entraîne au fond de la baignoire. Il est recommandé d'agiter profondément l'eau du bain, afin d'opérer autant que possible le mélange des deux liquides ; sans cette précaution, l'aréomètre de Baumé donnerait une mesure inexacte des degrés de cette minéralisation.

Des proportions aussi considérables de chlorure de soude et de bromure potassique, font de cette balnéation un agent thermal doué de la plus grande puissance thérapeutique ; elle offre des indications spéciales très-précises dans un certain groupe d'états morbides constitutionnels bien déterminés, de nature asthénique, parmi lesquelles je place au premier rang la scrofule torpide et ses diverses transformations pathologiques ; ensuite et par ordre de décroissance sous le rapport de la spécialisation, viennent se ranger l'anémie, la chlorose, la chloro-anémie, la leucorrhée et leurs névroses concomitantes ; les énervations essentielles, les paraplégies incomplètes, sans lésions matérielles des centres nerveux. Tel est le cadre nosologique dans lequel je me renferme, et qui fera l'objet de ces recherches sur la médication chloro-bromurée, pratiquée avec le plus de succès à l'établissement minéral de Salins.

Lymphatisme. — État scrofuleux.

La scrofule est héréditaire ou acquise, quoi-
qu'elle nous soit inconnue dans son essence comme toutes les autres diathèses. J'admets avec
Borden et beaucoup de médecins de notre époque, qu'elle provient, dans le cas où elle est
acquise, de causes délibitantes susceptibles de
vicier profondément l'hématose et la nutrition.
Cette altération spéciale du sang ne prend en
général le caractère diathésique que chez les in-
dividus jeunes, disposés par leur constitution à
contracter cette maladie au milieu des plus mauvaises conditions d'hygiène et de salubrité.

Cette diathèse se montre à l'état torpide ou
déréthisme, c'est-à-dire qu'elle se développe lentement chez des personnes flegmatiques, avec
tendance à l'anémie, et dont les tissus mous sont
incapables de subir une réaction inflammatoire
franche; tandis que d'autres scrofuleux plus ra-
res que les précédents, ont un tempéramment
nervoso-vasculaire qui les dispose aux surexcita-
tions nerveuses et aux réactions phlogistiques.
Cette distinction est d'autant plus judicieuse,
qu'elle influe sur le mode d'administration des
bains chlorurés, leur degré de thermalité et leur
mode d'administration. La diathèse scrofuleuse
se traduit au dehors par l'engorgement des glan-

des sous-maxillaires, un faciès blafard, la blépharite chronique, la rougeur et la tuméfaction des
ouvertures nazales ; un coryza habituel, phénomènes morbides qui donnent aux strumeux une
physionomie toute particulière ; la flaccidité des
chairs, la sécheresse et l'atonie de la peau, l'inertie de l'activité vitale et des fonctions organiques,
le ralentissement et la prédominance du système
veineux, le refroidissement habituel des extrémités, siége des engelures pendant la saison froide et humide, caractérisent cet état dyscrasique
auquel il faut ajouter, pour compléter ce tableau
pathologique, les ulcères atoniques , les abcès
froids, la scrofule cutanée, l'ostéo-périostite, la
carie, la tuméfaction des extrémités spongineuses
des os, les tumeurs blanches, le rachitisme etc.

Un scrofuleux atteint d'un ou plusieurs de ces
lésions symptomatiques, est-il soumis pendant
le temps nécessaire à une cure avec les bains chloro-bromurés de Salins, on ne devra pas s'éton-
ner si l'état d'hyposthénie et d'énervation organique observé dans la scrofule torpide, persiste
et même tende à s'aggraver pendant la première
quinzaine du traitement, jusqu'à ce que la tolérance des eaux soit établie : elle s'annonce par le
retour de l'appétit, l'énergie des forces digestives,
un sentiment de bien-être et de corroboration
inaccoutumée; la figure prend une expression
plus animée; le tissu cellulaire qui empâte les

ganglions sous-maxillaires indurés, laisse des dépressions entre les glandes tuméfiées. Elles s'isolent et diminuent progressivement de volume; un travail lent de résolution commence par les ganglions lymphatiques les plus petits, qui finissent par disparaître après un certain temps. Nous venons de voir que l'amélioration a commencé par le rétablissement de l'acte digestif; une impulsion vitale a été transmise par la stimulation du chlorure de soude aux plexus nerveux stomachiques et aux appareils assimilateurs; un sang régénéré par une parfaite élaboration des sucs nutritifs et une hématose complète, pénètre dans tous les tissus où il porte le stimulus de la vie; il ranime l'activité organique, accélère la circulation capillaire, augmente l'absorption interstitielle dans le tissu glandulaire engorgé, dont il favorise la résolution. Les ulcères se ravivent, leur surface atone et grisâtre se couvre de bourgeons rouges et charnus; un pus lié de bonne nature, remplace l'ichor roussâtre qui baignait leurs bords calleux; ils s'affaissent et se couvrent d'un plasma cicatriciel. L'afflux d'un sang revivifié par une bonne hématose, l'accélération de la circulation capillaire modifient la vitalité morbide des tissus ulcérés et leurs secrétions pathologiques; c'est ce que la médecine humorale ancienne appelait période de crudité en opposition à celle de coction, qui représente cette dernière

phase du traitement de cette maladie. Cette puissance dynamo-plastique s'exerce sous tous les
tissus; elle étend son action aux affections catar-
rhales chroniques, aux téguments herpétisés qui
subissent comme les ulcères des modifications
dans leurs secrétions pathologiques. L'état normal fonctionnel remplace la blépharite chronique, le coriza habituel, l'otorrhée, les gourmes
du cuir chevelu. La peau vascularisée s'amollit;
elle cesse d'être aride, prurigineuse et de se couvrir
de dartres fluantes qui ont leurs racines dans la
viciation strumeuse. Après l'ouverture des abcès
froids, migrateurs, cette même excitation vitale
qui ravive les ulcères atoniques, détermine une
exsudation plastique; elle fait adhérer les téguments décollés aux tissus sous-jacents, les tumeurs blanches, les hydrarthoses se guérissent
par la faculté que les eaux minérales possèdent
d'activer la résorption des liquides épanchés dans
les capsules articulaires. Ce traitement détruit
l'élément de phlogose passive entretenu par la
périostite, il arrête la carie des os courts, siège
fréquent de cette maladie; le pus cesse de couler
des ouvertures fistuleuses qui se ferment. Une
ankilose plus ou moins complète subsiste après
la guérison de ces affections graves.

Dans le mal de pott, lorsqu'il survient des altérations du système osseux vertébral, on obtient
par la balnéation chloro-bromurée, une soudure

des surfaces articulaires des vertèbres. Ce bénéfice curatif ne peut aller au-delà; il pose les limites aux inflexions vicieuses de la colonne épinière et peut s'opposer à l'établissement des abcès
par congestion.

Par leurs propriétés reconstitutives et forti-
fiantes, les eaux minérales sont un agent prophy-
lactique de premier ordre, lorsqu'il sagit de prévenir les difformités de la charpente osseuse chez
les enfants débiles qui offrent des prédispositions
au rachitisme; la guérison de toutes ces lésions
symptomatiques qui revêtent différentes formes
morbides, la régénération de la constitution, dé-
pendent du stimulus organique que provoque
l'absorption du chlorure de soude; un sang vivi-
fié se substitue à la viciation humorale, cause de
la diathèse; la décroissance des symptômes suit
les progrès du traitement hydro-minéral à mesure que l'état général s'améliore.

La logique de tous ces faits me paraît si pres-
sante qu'elle coule comme d'une source pour
amener la conviction, même parmi les médecins
habitués à n'accepter la valeur thérapeutique
d'une médication qu'après l'avoir soumise au
creuset de l'expérience et de l'observation la plus
rigoureuse. Ces opinions que j'émets sur le mode
d'activité curative de ces eaux salines dans la diathèse lymphatique, acquièrent encore, s'il est
possible, un nouveau degré de certitude scienti-

fique, ainsi que je vais essayer de le démontrer, au sujet de l'anémie de la chloro-anémie. Ces maladies qui proviennent de la déglobulation et de l'appauvrissement du sang, offrent, sous ce rapport, plusieurs points d'analogie avec la scrofule.

Anémie chlorotique, Névralgies concomitantes, Leucorrhée, etc.

La chlorose domine toute la pathologie de la femme; elle se développe, dans le plus grand nombre des cas, chez les jeunes filles lymphatico-nerveuses, à l'âge de la puberté, sous l'influence des causes qui dépriment les forces radicales et débilitent toute la constitution. Cette maladie se complique assez ordinairement de leucorrhée, et a pour cortége symptomatique, l'amenorrhée, les névroses digestives, des palpitations tumultueuses du cœur, la dyspnée, des hémicranies et des névralgies temporo-faciales. La figure des malades est pâle, les lèvres, les gencives, les muqueuses extérieures sont décolorées; flaccidité des chairs, refroidissement habituel des téguments et surtout des extrémités inférieures; peau sèche, aride, inappétence ou appétit capricieux, dyspepsie, répugnance ou impossibilité de se livrer aux exercices du corps, faiblesse musculaire, apathie morale, caractère inégal, impres-

sionnabilité, tristesse, etc. -- Le caractère anato-
mique de cette affection hyposthénique est une
prédominance sereuse dans le sang qui augmente
en proportion du défaut de cohésion du liquide
sanguin, de la diminution de ses globules rouges,
du cruor et des éléments ferrugineux. N'est-il pas
facile à comprendre que des jeunes filles nervoso-
lymphatiques, d'une constitution faible, placées
sous l'empire des causes les plus énervantes à
l'époque de la puberté, et lorsque le corps a le
plus besoin de se fortifier par l'exercice et une
nourriture substantielle, doivent nécessairement
devenir chlorotiques, avec la vie sédentaire, un
régime dépourvu d'éléments fortifiants et répa-
rateurs. Sous ces influences débilitantes, l'estomac et les organes assimilitateurs frappés d'inertie, ne peuvent fournir aux poumons qu'un chyle
mal élaboré, privé de principes azotés ; il s'ensuit
la déglobulation du sang et le défaut d'hématose ; ce sang dépouillé de ses éléments de plasticité et d'excitation vitale, enraye toutes les fonctions organiques, abaisse la caloricité, l'inervation
ganglionnaire et cérébro-rachidienne. La circulation veineuse ralentie prédomine sur le système
artériel, cercle vicieux dans lequel les altérations
consécutives de la maladie en augmentent la
cause. Ce même sang liquéfié, noyé dans une
exubérance de serosité, est incapable de stimuler
la matrice plongée dans un état de torpeur et

d'inertie fonctionnelle qui s'oppose à l'établissement périodique du flux menstruel; un écoulement leucorrhéique causé par l'atonie, le relâchement de la muqueuse vaginale, augmente encore par son abondance l'épuisement des forces radicales; la dyspepsie, l'état névropathique. Pour remplir entièrement toutes les indications thérapeutiques que présente le traitement de cette affection générale, est-ce aux ferrugineux, aux toniques qu'il faut s'adresser? Mais dans le plus grand nombre des cas, l'estomac ne peut les tolérer; les bains sulfureux sont loin d'avoir l'efficacité curative qu'on leur attribue. Le défaut de réaction vitale s'oppose dans beaucoup de cas à l'emploi de l'hydro-thérapie. Reste donc comme agent de guérison, capable de remplacer tous les autres et d'inspirer une confiance méritée, l'administration des bains sodo-bromurés donnés à une chaleur tempérée.

Qu'elles sont donc les modifications que cette médication thermo-minérale apporte à la constitution détériorée des chlorotiques, à l'énervation, aux éléments altérés de l'hématose?

Avec la connaissance de la nature de la maladie, de ses éléments pathogéniques, on peut se former un jugement définitif sur les phénomènes dynamo-plastiques que cette balnéation minérale développe dans les différentes périodes de la chloro-anémie.

La faiblesse, la courbature, les névroses et les troubles fonctionnels augmentent à un tel point pendant les premiers jours du traitement, que les malades, désespérées par cet insuccès passager, abandonneraient le traitement si l'on n'avait pas des moyens persuasifs assez puissants pour les engager à persister dans l'emploi de ces bains minéraux ; c'est la période d'hyposthénie que le malade doit avoir la ferme résolution de subir dans l'espoir d'une guérison prochaine. La corroboration et la reconstitution s'annoncent bientôt, comme dans le lymphatisme, par un appétit très-vif; les chloro-dyspeptiques commencent par digérer les potages, les viandes roties ou grillées prises en petite quantité. C'est la période de la tolérance des eaux; elle donne la faculté de graduer la minéralisation des bains à mesure qu'on progresse dans le traitement; une amélioration générale ne tarde pas à se faire sentir, ainsi qu'un surcroît de vigueur et d'activité. Un sommeil calme vient encore réparer les forces ; c'est alors qu'il est conseillé aux chlorotiques de se livrer à un exercice modéré au soleil. Aux bains salés à la température indifférente, on associe les douches sur les extrémités inférieures, les lombes dans le but de stimuler le système nerveux rachidien, d'exciter les fonctions de la peau et de provoquer la fluxion menstruelle; elle se déclare ordinairement un mois à six semaines après le

traitement qui dure de 20 à 25 jours; alors le sang
des règles présente tous les caractères physiques
d'une bonne hématose par sa plasticité, le cruor
et le nombre des globules qu'il contient; la figure
s'anime, elle prend, ainsi que les lèvres, le coloris
de la santé; la chaleur normale, la tonicité et la
transpiration reviennent à la peau qui se vascu-
larise en même temps que les fonctions s'exercent
comme dans l'état physiologique. On voit cesser
le flux leucorrhéique, les névropathies concomitantes de la chlorose. L'accroissement rapide des
forces fait que ces malades, naguère essoufflées
et menacées de défaïllance après le moindre exercice, peuvent gravir les montagnes et parcourir
de grandes distances, sans ressentir de fatigues.
Elles reprennent leur gaieté, les travaux habi-
tuels, et jouissent des attributs d'une parfaite
santé :

    « S'il est vrai, dit M. le docteur Gremaud, que
« dans l'état chlorotique en particulier, la circu-
« lation, la digestion, la nutrition souffrent au
« point d'altérer la constitution, il sera facile de
« comprendre que la vitalité imprimée à tous les
« tissus par l'action puissante des eaux de Vichy,
« soit comme un coup de fouet qui réveille les
« fonctions languissantes et rétablisse avec elles
« l'harmonie nécessaire à la santé »

    Si cette assertion à laquelle s'associe un de nos
plus célèbres balnéographes, M. Durand-Fardel,

est applicable aux eaux alcalines de Vichy, à plus
forte raison , ce mode d'activité thérapeutique,
ce coup de fouet névro-sthénique doit-il se manifester d'une manière encore plus énergique et
complète en faisant servir au traitement de cette
affection torpide les bains fortement chlorurés de
Salins, ainsi que le constate une longue expérience. L'interprétation donnée par les savants
médecins dont le nom fait autorité en matière
d'hydrologie médicale, est entièrement conforme
à celle que j'admets, avec une confiance d'autant
plus éclairée, qu'elle traduit à la pensée d'une
manière aussi lucide que concluante les faits dé-
duits de l'observation. L'étude des grands chan-
gements que les eaux de Salins apportent dans
les fonctions nutritives, la viciation du sang et
dans la crâse humorale, nous fait assister en quelque sorte, par une vue de l'esprit, au relèvement
de la tonicité digestive, par la stimulation minérale des plexus nerveux du tri-splanchnique et
des organes chargés des opérations mystérieuses
de la chimie vivante qui restituent au sang ses
éléments constituants et de vitalité. Ainsi, la
régénération des globules sanguins et de l'état
anémique, est subordonnée au rétablissement des
fonctions assimilatrices qui fournissent à l'hématose un chyle parfaitement élaboré. Toutes les
forces de la vie misent en activité s'harmonisent
pour concourir au maintien de l'ordre fonction-

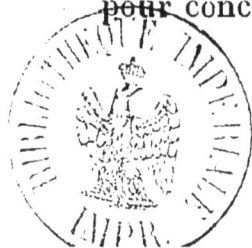

2

nel et de la santé : *Vita una, consensus omnium*.
Cette puissance minérale dynamo-plastique élève
la tonicité des téguments et des muqueuses jusqu'à l'état physiologique; elle tarit la source des
écoulements leucorrhéiques et coordonnent l'action nerveuse dont la perturbation dépendait de
l'appauvrissement moléculaire du sang, d'après
l'axiome toujours vrai d'Hippocrate : *Sanguis
nervorum moderator et fraenum.*

On croirait à la lecture de ce travail, que j'attribue exclusivement à la stimulation minérale, les
opérations chimico-vitales développées dans l'organisme par les bains chlorurés. Un vitalisme
absolu serait insuffisant pour expliquer tous les
phénomènes de transformation; on est forcé
d'admettre que l'introduction dans le sang, du
chlorure de soude et du brome par l'absorption
cutanée, intervient comme agent altérant et modificateur des viciations de l'hématose; la soude
chlorurée facilite la combustion des substances
albumineuses et sucrées, ainsi que les échanges
gazeux qui se font dans les poumons et à la surface des téguments. Elle restitue au sang un sel
de soude qui lui faisait défaut, et dont la présen-
ce est reconnue indispensable à l'exercice normal
de la vie, élément minéral prédominant dans la
circulation, il contribue d'autant plus au bénéfice de la rénovation constitutionnelle, qu'à l'époque de la tolérance des bains fortement minéra-

lisés, l'ingestion du fer est très-bien supportée
par les voies digestives; cette faculté d'être assi-
milé, en fait un adjuvant du traitement thermo-
chloruré, en sorte que les deux modifications
réunies coopèrent au succès du traitement. Toutefois, l'excitation minérale que l'eau saline transmet aux appareils digestifs et de nutrition, pré-
cède les grandes opérations de la chimie vivante·
Sans sortir de notre sujet, le traitement de l'anémie chlorotique par les eaux minérales de Salins
pourrait nous en fournir la preuve. On sait
qu'elles ne contiennent pas de fer, et cependant
nous le retrouvons, après la cure balnéique, en
quantité normale dans le sang des chlorotiques,
où il manque presqu'entièrement, ainsi que le
cruor et les globules sanguins auxquels ces deux
substances sont inhérentes; en sorte que la matière colorante et le fer existent en proportion du
nombre des globules rouges dont on obtient la
formation, en activant par les eaux salines bromurées, l'énergie des fonctions digestives; un
chyle animalisé est livré à la combustion pulmonaire qui le convertit en globules rutilants et ferrugineux, cercle d'interprétations physiologico-
thérapeutiques dans lequel l'autorité des faits
m'oblige de me renfermer. Après avoir étudié
sous le rapport des causes et des éléments morbides les névroses anémiques, j'arrive par une
transition naturelle, à porter la même apprécia-

tion sur certaines paralysies incomplètes, énervations rachidiennes qui ont une origine commune avec l'anémie.

Faiblesse nerveuse. — Énervations partielles. — Paralysies essentielles, incomplètes.

Les névralgies anémiques consistent dans une
locolisation anormale de l'éréthisme nerveux, et
l'hyposthénie rachidienne provient également
d'un sang pauvre en globules sanguins qui le
rend incapable de stimuler l'action nerveuse de
la moëlle épinière. Cet état torpide occasionne
l'inertie musculaire, l'abaissement de la sensibilité et de la contractilité dans le système loco-
moteur. MM. les docteurs Brown, Piorry, Trousseau et Pidoux, attribuent particulièrement ces
énervations à la chloro-anémie. Ces auteurs ont
observé que les accidents de paraplégie augmen-
taient en proportion de l'appauvrissement du
sang, de l'abondance du flux menstruel, et que
les toniques, le fer, une riche alimentation, pro-
curaient une notable amélioration. Non que je
veuille dire que la chloro-anémie dyspeptique
soit la cause unique qu'on puisse invoquer dans
l'évolution symptomatique des anervies essentielles ; mais comme cette viciation globulaire de
l'hématose qui la prive de son stimulus vital est

signalée dans les affections diathésiques, on m'ac-
cordera, ainsi que l'expérience nous l'apprend,
que cette altération du fluide sanguin inhérente
aux cachexies strumeuses syphilitiques, mercu-
rielles, etc., est une des causes les plus commu-
nes des anervies essentielles et des paraplégies.
Par ces mêmes considérations pathogéniques, on
doit placer dans cette catégorie les longues con-
valescences des maladies graves, celle du choléra
asiatique, l'étiolement de la vie par la misère, le
défaut d'exercice et d'excitants naturels qui engen-
drent la détérioration des humeurs et de l'organisme; ce qui revient toujours à dire que ce manque d'innervation cérébro-spinale doit être attri-
bué à l'abaissement des éléments plastiques et de
vitalité des humeurs en circulation.

Dans ce tableau des anervies essentielles, doivent figurer les tremblements nerveux et mercu-
riels, les débilitations nervoso-musculaires sur-
venues à la suite des commotions, des ébranle-
ments de l'axe cérébro-rachidien, de l'abus des
alcooliques, des boissons excitantes.

L'hystéricisme, une frayeur subite, des peines
morales, le chagrin, des études opiniâtres, la vie
sédentaire, l'épuisement nerveux, produisent les
mêmes accidents pathologiques. On sait que les
excès voluptueux, surtout dans la jeunesse,
sont une cause spéciale d'énervation de la moëlle
épinière et des organes locomoteurs à l'époque

de la croissance, lorsque le corps a le plus besoin, pour se développer, de toute l'énergie des fonctions nutritives et réparatrices. Il résulte de ces excès, une débilitation de la portion sacro-lombaire de l'épine dorsale et des extrémités inférieures. Il existe une connexion intime du grand sympathique avec la moëlle rachidienne; elle forme le trait d'union des affections spinales et ganglionnaires. Cette remarque pleine de justesse se vérifie dans la gastralgie, les névroses du trisplanschnique réfléchies sur les cordons nerveux spinaux. Cette transmission donne lieu à la paraplégie reflexe; la corroboration du système ganglionnaire par la balnéation minérale, se transmet aux membres affaiblis par un double courant de l'afflux nerveux, l'un qui vient directement des plexus stomachiques, l'autre du sang vitalisé par un accroissement des globules sanguins. Sous cette double influence, ce traitement essentiellement altérant et névro-sthénique, ramène la sensibilité, la motilité dans les parties du corps frappées d'inertie musculaire, bénéfice thérapeutique auquel coopère la sédation de l'exaltation nerveuse de l'estomac répartie d'une manière uniforme sous l'empire de la puissance tonique et coordonatrice, attribut des eaux minérales de Salins. Plusieurs malades impotents venus aux bains de Salins à l'aide d'un bras pour les soutenir, ou avec une béquille, la quittaient et marchaient librement avec une canne après deux saisons de ces eaux chlorurées administrées sous forme de bains tempérés et de douches.

J'ai surabondamment exposé les mouvements de décomposition, les transformations par lesquelles passent les humeurs et les tissus lésés, dans la scrofule et l'anémie chlorotique ; il me reste encore deux mots à dire relativement aux énervations essentielles ; ils auront une assez grande portée scientifique pour excuser des répétitions que la nature de ces recherches m'empêche d'éviter. Ces dernières interprétations résument définitivement toutes celles que j'ai déjà faites ; elles donneront, si je ne me trompe, une idée nette et précise de la manière d'agir et des propriétés médicales de ces bains minéraux dans les débilitations nerveuses, au moyen d'une contre épreuve qui élève la théorie physiologico-thérapeuthique à la hauteur d'une véritable démonstration.

On sait que dans l'anémie, le produit de bonnes digestions régénère les éléments globulaires du sang, ainsi reconstitué, vient-il à parcourir le réseau capillaire de la pulpe rachidienne, cet afflux vital restitue la sensibilité, le mouvement et la contractilité dans les membres énervés. Cette relation de cause à effet est si évidente dans la paraplégie anémo-diathésique, que l'asthénie nervoso-musculaire se reproduit dès que l'estomac

tombe dans l'atonie dyspeptique à la suite d'in-
digestions et d'autres causes de débilitation nutritive ; puis le mouvement se rétablit lorsque
l'appareil gastro-intestinal acquiert un nouveau
degré de tonicité au moyen du traitement ther-
mo-minéral et de l'observance sévère d'un régime réparateur. La corroboration du système
musculaire est donc subordonnée en dernière
analyse au degré d'activité des organes digestifs.
De cette étude comparative ressort une connaissance positive des propriétés dynamo-plastiques
et névro-sthéniques de ces eaux bromo-chlorurées
fortes, ainsi que des éléments générateurs des
énervations dans la chlorose et quelques dyscra-
sies anémiques : le mode d'activité curative ré-
vèle la nature du mal *et vice versa.*

Naturam morborum ostendit curatio.

Indications, modes d'administration des Eaux minérales de Salins

Les propriétés stimulantes, toniques de ces
eaux chlorurées, éloignent de ce traitement hy-
driatique, la pléthore, les prédispositions aux
congestions hémorrhagiques, l'éréthisme, la su-
rexcitabilité nerveuse, toutes les maladies capa-
bles de revêtir un caractère inflammatoire; et si la
chronicité est une des conditions du succès dans
les constitutions qui ne sont pas entièrement

détériorées, c'est à cause de l'absence de toute
réaction sanguine comme on l'observe dans l'anémie et la scrofule torpide, affections qui trouvent dans les bains minéraux de Salins leur véritable spécialisation au double point de vue de
l'abaissement de l'activité organique et de l'état
diathésique. Cependant un degré modéré d'éréthisme dans la scrofule et l'anémie chlorotique
n'empêche pas d'utiliser avantageusement ces
eaux, si l'on a soin d'en affaiblir la minéralisation
par un mélange d'eau ordinaire amenée à la température indifférente, en se réservant la faculté
d'en augmenter la puissance minérale en proportion que la sensibilité des téguments s'émousse
par l'accoutumance. La température du bain, sa
durée, celle du traitement, sont subordonnées à
plusieurs circonstances dont il faut tenir compte
dans l'administration balnéique de ces eaux. Une
scrofule torpide exigera une heure et demie à
deux heures de bains par jour, et l'eau aura 5°,
terme moyen de minéralisation; sa température
devra être maintenue à 34 à 36° c. La persevé-
rence dans le traitement n'a de terme que la régénération entière de la constitution et la guérison des lésions symptomatiques de la viciation
du sang. En raison de leur constitution fleg-
matique, les enfants tolèrent les bains fortement
chlorurés beaucoup mieux que les adultes; les
garanties d'une guérison leur sont assurées dans

un temps plus court, qui ne peut dépasser deux
saisons, surtout quand il ne sagit de combattre
que des dartres impétigineuses, l'adénopathie,
des conjonctivités et même la carie des os courts
des extrémités. En général, je dois dire qu'il faut
un temps assez long pour guérir, sans récidive, la
scrofule héréditaire, les indurations des ganglions, les ulcères atoniques aux membres infé-
rieurs, les ostéo-périostites avec carie des os
longs. Cette hydro-thérapie minérale modifie
très-promptement la diathèse acquise chez les
jeunes personnes placées dans de mauvaises conditions hygiéniques, et dont la viciation lymphatique dépend d'une nutrition vicieuse; mais
comme chez tous les scrofuleux, les bénéfices
de la cure n'auront qu'une durée éphémère,
et les lésions secondaires se reproduiront bientôt,
si un régime restaurant, une habitation salubre
dans un air pur, l'exercice, l'insolation, la précaution de se soustraire au froid humide et aux
passions dépressives, etc., ne viennent pas con-
tribuer aux avantages de la balnéation minérale
et en consolider les heureux résultats. Ces mêmes
conseils, mais d'une application moins sévère,
s'adressent aux personnes traitées avec les eaux
pour la chlorose, l'anémie et les énervations consécutives à ces altérations de l'hématose. Souvent
une seule saison de bains, à Salins, rend la vigueur
et la santé, à ces existences flétries, et remet en

activité toutes les fonctions enrayées par un sang
déglobulé, privé du stimulus vital que lui donne
l'altérialisation; mais pour entreprendre cette
cure, il ne faut pas attendre que l'organisme profondément détérioré par une cachexie séreuse,
ne soit plus susceptible de mouvements réaction-
nels et synergiques, et que la peau inerte soit
dépourvue de caloricité animale. Ce traitement
minéral ne ferait qu'aggraver cet état pathologique, l'asthénie générale et fonctionnelle. Lorsque
l'on a à faire à des énérvations du système loco-
moteur, à des paraplégies, et même à des hémi-
plégies incomplètes, toute la question thérapeutique se renferme dans l'étiologie et le diagnostic
différentiel, base des indications. Toutes les
anervies dépendantes des lésions matérielles céré-
bro-spinales doivent être mises en dehors de ce
traitement, parce que dans ces cas, il ne donne
que des résultats incomplets et souvent funestes;
en activant la circulation cardio-vasculaire, une
trop forte impulsion du sang vers le cerveau, détermine dans cet organe de nouvelles congestions
qui agrandissent les anciens foyers de la maladie.
Cependant cette proscription n'est pas générale,
lorsque l'épanchement cérébral est dans la période avancée de résorption, sans présenter d'éléments et de symptômes de réaction inflammatoi-
res, les demi-bains chlorurés, par leur stimulation et leur activité résolutive, facilitent l'entière

absorption du liquide épanché : la douche pro-
jetée sur les extrémités inférieures fait sortir de
leur état d'inertie la sensibilité et la motilité;
l'eau de la source en boisson et la douche de-
viennent encore de puissants moyens de révul-
sion et de névro-sthénie en provoquant uné bran-
lement du système nerveux, dont l'inaction contribue à prolonger l'état torpide, tandis que l'ingestion de l'eau minérale opère une dérivation
sur la muqueuse intestinale. Les énervations
essentielles du système rachidien qui proviennent
de la déglobulation du sang, de l'anémie, etc.,
rentrent spécialement dans le domaine thérapeutique des eaux minérales fortes et reconstitutives
à la tête desquelles, celles de Salins, occupent le
premier rang. On les fait servir sous forme de
bains et de douches, ainsi que dans les névroses
du tri-splanchnique réfléchies sur les cordons
nerveux du rachis, l'ébranlement communiqué
à l'axe vertébral par la douche, la stimulation
qu'elle porte sur les expansions nerveuses, font
considérer ce mode d'administration des eaux
comme un auxiliaire indispensable et un adjuvant
énergique du traitement général. La puissance de
la douche, son degré de température, les dimensions de l'ajutage seront en rapport avec les effets
produits; trop forte ou d'une trop grande durée,
elle agit comme un coup de fouet, et par sa surexcitation subite, elle épuise l'influx nerveux; il

faut alors la suspendre, l'administrer avec un ajutage en forme d'arrosoir, et mieux encore, la reporter sur les membres abdominaux. Cette recommandation est surtout imposée quand la percussion de l'eau produit une rougeur vive aux téguments voisins de l'épine dorsale et de fortes secousses dans les membres.

Si, jusqu'à présent, j'ai fait à peine mention des eaux minérales en boisson, c'est parce qu'il est difficile d'en boire, malgré sa gazéification, une quantité suffisante pour produire un effet altérant et salutaire. L'usage de cette eau à l'intérieur doit être considéré comme un moyen adjuvant mais non indispensable au succès du traitement général par les bains chlorurés. Je vais indiquer les cas dans lesquels cette boisson peut être utile : En première ligne se présente la dyspepsie causée par une exubérante secrétion de mucosités qui tapissent les parois de l'estomac ; celle par atonie nerveuse avec ou sans production d'éléments acides. On évitera de charger l'eau d'acide carbonique dans la dyspepsie flatulante et la pneumatose intestinale; l'éréthisme de l'estomac en contre-indique l'usage; prise à l'intérieur, cette eau favorise la circulation veineuse abdominale, indication si importante à remplir dans les engorgements des viscères du ventre, de concert avec les douches ascendantes et les bains de siége; on en obtiendra des résul-

tats très-avantageux dans l'helmintiase si commune parmi les enfants flegmatiques, et quand
il s'agit de provoquer des évacuations intestinales
sero-muqueuses pour suppléer aux secrétions
morbides qui s'exhalent de la surface cutanée
et tendent à se supprimer. Cette eau inspire-t-elle
une trop grande répugnance ou cesse-t-elle d'être
tolérée par l'estomac, il faut bien se garder de
la donner à l'intérieur; cette boisson devenue in-
digeste, entraverait les progrès de la cure balnéique qui réclame la plus grande énergie des forces
digestives pour accomplir la régénération de la
constitution diathésique. En agissant par voie
indirecte et l'absorption cutanée, la tolérance des
bains suffit pour restituer à l'appareil gastrique
toute son énergie.

Dans les établissements thermaux, l'eau émer-
ge du sol avec des degrés invariables de chaleur
et de minéralisation pour chacune de ces sources.
A Salins, l'eau salée recueillie à la source à 12° 5o°
et 3° de minéralisation; on la chauffe au moyen
d'un appareil caléfacteur au degré de chaleur
voulu; des additions d'eau mère lui donnent la
minéralisation qu'on désire obtenir; le plus fréquemment, elle ne doit point dépasser 5°, jusqu'à la période de tolérance; dès qu'elle est établie, le médecin peut l'élever de 3 à 10°. La tolérance qui nous est révélée par le remontement de
l'activité digestive, donne positivement la mesure

de la quantité d'eau mère qu'il convient d'ajouter aux bains.

Les douches continues, ascendantes et descendantes, avec des ajutages différents, selon les indications; celles en pluie, avec alternance rapide d'eau chaude et froide, sont prises comme dans tous les autres établissements thermaux : le massage, les frictions sèches ou pratiquées sur tout le corps avec l'eau froide en sortant du bain; les topiques d'eau mère, sont un complément du traitement général suivi à Salins. On s'abstiendra d'appliquer des topiques d'eau mère sur les téguments phlogosés et les ulcères à l'état sub-aigu : on ne peut les guérir qu'après avoir obtenu la cure radicale de la diathèse strumeuse dont ils sont l'expression symptomatique.

Traitement prophylactique.

Ces eaux, qui raniment le ton de la fibre énervée, l'activité des fonctions organiques et de réparation nutritive, possèdent tous les éléments favorables pour abréger la convalescence, coopérer au rétablissement des forces énervées et de la santé, ainsi qu'on le remarque souvent à la suite des fièvres graves typhoïdiennes, des accouchements laborieux, des longues maladies qui laissent une profonde débilitation dans les forces digestives et musculaires. Pour peu qu'il existe une disposition à un état morbide général, la prudence la plus commune nous apprend qu'il vaut beaucoup mieux la prévenir que d'en combattre le développement, quand même on aurait à sa disposition des moyens spéciaux de curabilité.

C'est principalement dans les affections diathésiques, que la prophylaxie donne les succès les plus assurés, en empêchant le mal d'enfoncer dans l'organisme des racines d'autant plus faciles à extirper que ce traitement s'adresse au jeune âge. Nous savons, par notre expérience et celle fournie par la médication marine, tout le parti qu'on retire de cette balnéation minérale et des bains de piscine à l'établissement de Salins, comme moyen de prophylaxie, pour prévenir certaines maladies diascrasiques, triste héritage de la scrofule, de la phthisie tuberculeuse du rachitisme et des énervations constitutionnelles. Ces maladies, qui ont entr'elles une grande consanguinité, exigent un même traitement ; cette hydro-thérapie chloro-bromurée a des indications précises chez les jeunes personnes d'une constitution délicate et débile, celles qui présentent un commencement de déviation de la colonne vértébrale, des symptômes de rachitisme, d'adénopathie, de torsion de la taille chez les jeunes filles lymphatiques, état constitutionnel qui s'annonce par la

pâleur de la face, l'apathie, la dyspepsie, phénomènes précurseurs de l'anémie chlorotique. Ce
traitement préventif est approprié d'une manière
exceptionnelle aux jeunes gens faibles, pâles et
fluets dont la croissance rapide peut compro-
mettre la vie et devenir une cause d'énervation
quand elle n'en est pas une de tuberculisation pulmonaire. Je leur conseille aux uns et aux autres
de se livrer à la natation dans le vaste bassin de la
piscine de l'établissement de Salins. Cet exercice,
au milieu d'une eau minérale courante, fortifie,
élargit la poitrine; en sorte que ce foyer principal de vie étant moins encaissé, acquiert les proportions et les dimensions nécessaires au jeu libre
de la respiration et aux fonctions vivifiantes de
l'hématose.

Hydro-thérapie avec l'eau salée froide.

L'hydro-thérapie occupe une large place à
l'établissement minéral de Salins. Les bains de
courte durée, les immersions dans l'eau froide
de la source, les douches à basse température,
la sudation par l'emmaillotement, remplissent à
peu près les mêmes indications thérapeutiques
que l'eau sodo-chlorurée thermalisée.

Cette médication a des propriétés excitantes,
dynamiques et altérantes, en agissant de la cir-

3

conférence au centre sur l'inervation spino-gan-
glionaire, au moyen des réactions synergiques
qu'elle provoque. Dans les bains thermaux, la
stimulation minérale, la tonicité, s'adressent aux
principaux appareils organiques et se propagent
à la circulation périphérique et interstitielle; les
uns et les autres, quand ils peuvent être suppor-
tés, ont une portée thérapeutique à peu près
semblable; celle de fortifier en général l'innervation, les fonctions organo-hémateuses, et de
transformer, selon l'expression de M. le docteur
Fleury, le tempéramment lymphatique en tempéramment sanguin, en sorte que dans l'insuffisance de l'un, l'autre peut le remplacer en partie,
selon les indications que je vais signaler. Il existe
cependant une restriction, en ce que l'absence
du chlorure sodique, principal élément minéral
du sang, ne peut être compensée, dans certains
cas, par l'activité dynamique de l'eau froide.

L'hydro-thérapie convient à la scrofule éréthique ou subaigue, par conséquent elle serait nui-
sible au lymphatisme torpide, à la chloro-anémie avec décalorisation de la peau, aux énervations qui ont une origine anémique. Par ces mêmes motifs, elle est contre-indiquée dans un âge
avancé. Son emploi peut être funeste aux femmes
grêles, délicates, très-impressionnables au moindre changement de température; à celles qui
sont dépourvues d'un degré suffisant de résistan-

ce vitale et chez lesquelles une réaction s'établit
difficilement à la périphérie, ou d'une manière
incomplète après une immersion dans l'eau froide. Cette exception s'applique à tous les malades
qui sont dans ces conditions de débilitation. Il
est facile à comprendre que sous l'influence d'une
réfrigération subite, l'absence de caloricité en
retour et d'expansion vitale aux téguments, détermine ordinairement un état synopal, une ré-
trocession des sécrétions morbides, et doit expo-
ser aux plus grands dangers; il en est de même,
sous ce rapport, des personnes dont la poitrine
est délicate, rétrécie, mal conformée, celles qui
sont anévrismatiques ou prédisposées à la tuberculisation pulmonaire, aux congestions sangui-
nes du côté du poumon et du cerveau. Il est vrai
que ces graves inconvénients rétrécissent le cadre
des indications, mais nous devons admettre aussi
qu'on les évite très-souvent au moyen de frictions
chaudes et sèches, de la chaleur du lit, des étu-
ves, d'un exercice dans le but de ramener la chaleur à la peau. Toutefois, ces moyens auxiliaires,
en raison de leur insuffisance, sont des motifs
puissants d'interdire cette médication à cette catégorie de malades qui trouveront dans les bains
thermaux chlorurés plus de sécurité et d'espoir de
guérison, toutes choses d'ailleurs égales, avec la
réserve implicite des exceptions et contre-indications; ainsi je fais remarquer qu'il ne faut pas

attendre un second frisson avant de faire sortir le malade de l'eau ou de la douche, lorsque la réaction est lente ou difficile à s'établir. On ne peut s'empêcher d'accorder à l'hydro-thérapie une confiance méritée par des véritables succès, ainsi que l'attestent les nombreux établissements de ce genre, placés sous le patronage des médecins les plus recommandables. L'hydro-thérapie considérée comme agent spécial de prophylaxie, a passé dans la pratique commune aux Etats-Unis d'Amérique. Je ne m'en occuperai pas davantage; les différents modes d'administration de l'eau froide, sont mis en usage à l'établissement de Salins avec les appareils les plus perfectionnés. On peut consulter les excellents ouvrages écrits sur cette matière par les docteurs Fleury, Boullay, etc., dont les écrits font autorité dans cette partie de l'hydrologie médicale.

CONCLUSION.

Réponses à quelques objections.

La conclusion de ces études sur les eaux minérales de Salins, est que dans la diathèse lymphatique, l'aglobulie et la chloro-anémie, la nature médicatrice abandonnée à ses propres ressources est souvent impuissante à les guérir; l'art vient à

son aide en augmentant progressivement l'activité des fonctions assimilatrices. Ces idées théo-
riques, émises par M. Durand-Fardel, appartiennent maintenant au domaine de la science.
Mes commentaires sur le mode d'activité thérapeutique des eaux minérales de Salins, font assez
voir que je partage entièrement le système physiologique de M. le secrétaire général de la société
d'hydrologie médicale de Paris. La faculté de
graduer la thermalité et la minéralisation de nos
eaux salines selon la tolérance des bains et les
différentes indications, donne à ce traitement
l'avantage immense d'imiter les procédés de l'organisme dans ses tendances médicatrices. Cette
thérapie minéro-thermale, dirigée avec intelligence, imprime une lente et salutaire énergie
aux ganglions de la vie organique, sans occasion-
ner de perturbation ni d'efforts critiques préma-
turés, ainsi qu'on le remarque à Nauheim et
Kreusnach; elle se continue encore longtemps
après la cessation des bains, jusqu'à ce que les
éléments minéraux introduits dans le sang, aient
suscité dans la texture des organes des élaborations chimico-moléculaires qui substituent des
éléments de vitalité et de régénération humoro-
plastiques, à ceux de viciation diathésique. La tonicité de retour dans les plexus nerveux du tris-
planchnique est le point de support de l'organisme, pour mettre en jeu les synergies et les faire

concourir à l'équilibration de toutes les fonctions ;
mais pour obtenir ce bénéfice curatif, il faut que
les bains soient tolérés, dans le cas contraire ils
augmentent l'atonie digestive, l'énervation générale, et tous les phénomènes qui caractérisent l'é-
tat diathésique prennent un plus haut degré de
gravité. Cette absence de tolérance est principalement observée dans les constitutions éréthiques,
la cachexie scrofuleuse, les anervies et les affections anémique œdémateuses, dépourvues de réaction vitale. En dehors de ces contre-indications,
la tolérance des bains s'annonce ordinairement
après 8 à 15 jours du traitement, par le relèvement
des forces digestives et un sentiment de corroboration générale, observés par tous les médecins
attachés aux eaux minérales. J'insiste sur cette
question, parce qu'elle n'a pas encore fixé suffi-
samment l'attention des balnéographes qui ont
fait un sujet d'études des eaux chlorurées très-
fortes, comme celles de Salins.

Ce traitement balnéaire réclame une sur-
veillance éclairée de la part du médecin ; à partir
de la tolérance, la graduation de la minéralisation doit se faire progressivement à mesure que
l'état des malades s'améliore ; il en est qui ne
peuvent supporter que 4 à 5° de salure bromurée pendant le cours du traitement ; d'autres
constitutions molles, flegmatiques, tolèrent 6
à 10° de minéralisation et s'en trouvent bien. Il

est rare qu'en dépassant ces limites, posées par
la puissance énergique de ces eaux, les baigneurs
ne soient pas exposés non seulement à perdre les
avantages procurés par cette médication, mais
encore à une aggravation, à des accidents conges-
tionnels ou nerveux ; après avoir éprouvé un cer_
tain degré de surexcitation, ils tombent dans un
état profond d'hyposthénie dont ils ont beaucoup de peine à se relever. Cette énervation est
d'autant plus prompte à se manifester, que la
température du bain dépasse 34° c.

On a cherché à dénier aux eaux chlorurées-
bromiques fortes, le caractère de spécialisation
dans la scrofule ; toutes les classes des eaux minérales revendiquent, a-t-on dit, une part d'efficacité dans le traitement de cette maladie ; malgré l'autorité scientifique de laquelle émane cette
opinion, et si j'en juge par des résultats curatifs
tirés de ma pratique, comparés à ceux obtenus
dans d'autres établissements thermaux, je crois
être en mesure de protester contre cette générali-
sation ; mon expérience personnelle m'autorise à
considérer les eaux bromo-chlorurées de Salins
comme l'agent hydro-thérapique qui offre les garanties les plus assurées pour guérir promptement
et de la manière la plus efficace, les affections strumeuses de nature torpide, leurs lésions symptomatiques, telles que l'adénopathie, les ulcères
atoniques, les affections chroniques des muqueu-

ses, les dermatoses fluentes, les tumeurs blanches, la carie des os courts, etc. Si c'est en se renfermant strictement dans des indications aussi précises, que les médecins désignent la spécialisation thérapeutique justifiée par les analyses chimiques, elle mérite à ces titres d'être appliquée dans toute l'acception du mot aux eaux chlorurées fortes, en qualité d'agent modificateur le plus efficace de cette diathèse et de ses transformations morbides que je viens d'énumérer.

Cette doctrine, fondée sur les faits cliniques rationnalisés, les individualités morbides et les résultats thérapeutiques, n'emprunte à l'empirisme que les indications générales et celles fournies par la connaissance des éléments minéralogiques des eaux; la facilité d'en abaisser les degrés de salure et d'en tempérer l'excitabilité par des additions d'eau commune et un mélange de drèche ou de gélatine, permet d'approprier ce traitement balnéique à la forme éréthique ou subaiguë de la scrofule, et de satisfaire au plus grand nombre d'indications qu'on se propose de remplir en dirigeant les malades sur certains établissements thermaux dont la minéralisation diffère de celle des sources de Salins. Les eaux sulfureuses, alcalines, ferrugineuses, incapables de détruire cet état diathésique, ne procurent qu'une guérison incomplète, encore faut-il pour améliorer l'état strumeux, un long séjour à ces eaux. Il y a

bien loin de cette amélioration passagère à une
cure prompte et radicale, caractère de spécialisation du traitement de cette dyscrasie, de ses lésions extérieures qui prennent différentes formes
morbides, selon les tissus qu'elles occupent.

En s'appuyant sur le terrain mobile des analo-
gies, on a tiré des inductions des effets produits
dans le traitement de l'herpétisme par les bains
de mer et ceux des sources salines thermalisées;
la comparaison péche d'exactitude sous le rapport de la minéralisation et de la température de
l'eau; celle de la mer s'oppose à prolonger la
durée du bain pendant le temps nécessaire à
l'absorption du sel marin, ce qui réduit cette
médication aux proportions thérapeutiques re-
connues à l'hydro-thérapie marine.

D'après ces mêmes indications, on a répété
que les eaux minérales de Salins étaient non seulement contre-indiquées, mais encore nuisibles
lorsqu'on les faisait servir au traitement des affections herpétiques, et sans prendre plus amples
informations, toutes les espèces de dartres ont
été enveloppées dans cette proscription. Je
puis prouver, les faits à la main, que la curabilité parfaite des dartres fluentes, torpides, de
nature strumeuse, au moyens des bains tempérés de Salins, est la règle générale, et que les
insuccès doivent être comptés comme des exceptions. On obtient plutôt une guérison définitive

de ces exanthêmes humides par l'emploi des
bains chloro-bromurés, qu'avec les eaux sulfureuses, alcalines ou ferrugineuses, parce qu'en
assouplissant les téguments herpétisés, la balnéation pratiquée à Salins, modifie l'état morbide de la peau, et qu'elle détruit dans ses racines la viciation scrofuleuse indolente dont les
démartoses fluentes sont, dans un grand nombre
de ces cas, une manifestation extérieure. Parmi
les affections cutanées qui retirent spécialement un avantage curatif de ce traitement, je
cite les éruptions vésiculeuses et impétigineuses
à l'état chronique qui occupent une surface peu
étendue; les eczémas, l'impétigo, le porrigo et
les gourmes du cuir chevelu. Il y a injustice ou
défaut d'observation quand on accuse nos eaux
chlorurées de produire le prurigo, tandis qu'un
grand nombre de guérisons témoignent que ces
bains ont la propriété de faire cesser le prurit de
la peau et de guérir toutes les affections pruri-
gineuses : l'indication qui l'emporte sur toutes
les autres, est de constater l'origine strumeuse de
l'éruption exanthématique; cette assurance étant
acquise, ainsi que celle de l'absence d'éléments
de réaction phlogistique, il ne faut pas hésiter à
recourir aux bains chlorurés faiblement minéralisés et à température indifférente, pour combattre ces dermites chroniques, symptômes du
lymphatisme torpide. « Il n'est pas rare, dit M.

« le docteur Engelman, de découvrir un principe
« scrofuleux dans les éruptions dartreuses ; celles
« qui sont fluentes ont presque toutes cette mê-
« me origine. »

M. le docteur Kopp, à Hanau, affirme qu'il ne
connaît pas de remèdes plus excellents contre les
dartres opiniâtres , que les bains de Kreusnach.
M. le docteur Rotureau, après avoir témoigné
combien il est difficile de guérir, sans récidives,
les dermatoses chroniques, accorde dans ce genre
de maladie une supériorité curative aux sources
chloro-bromurées de Nauheim. Une saison de
bains dans cet établissement suffit, dit le savant
balnéographe, pour obtenir une cure radicale.

Rotureau, *études sur les eaux minérales de Nauheim,* 1856.

La peau est-elle aride, sans tonicité, comme
dans les dartres sèches de l'espèce des squameu-
ses par exemple, je reconnais les avantages thérapeutiques que procure le séjour prolongé dans
les piscines sulfureuses, mais je me hâte d'ajouter qu'aussitôt que la peau assouplie a repris sa
perméabilité, il est d'une bonne thérapeutique,
pour compléter le traitement, de faire succéder
aux bains sulfureux, la balnéation chloro-bromurée ou iodurée, lorsque l'exanthême se lie à
une constitution strumeuse ou à une viciation
syphilitique, parce qu'un effet ne peut disparaître qu'autant que sa cause n'existe plus : *Sublata*

causa tollitur effectus.

Les eaux minérales sont anti-diathésiques par excellence, parce qu'elles contiennent en dissolution les principes minéraux qui font partie des tissus organiques et de nos humeurs, dont l'altération ou la diminution est généralement une des causes primitives ou consécutives des affections dyscrasiques, selon qu'elles sont héréditaires ou acquises. Parmi les éléments minéraux, le chlorure de soude prédomine dans le sang où il entre pour un septième; stimulant naturel des tissus organiques, il est en harmonie avec leur mode de sensibilité et de vitalité, et comme dans les diathèses, la viciation des humeurs et la déglobulation du sang enrayent les fonctions organiques, le chlorure sodique en relève l'activité; il met l'organisme dans des conditions telles, qu'il peut prendre dans une meilleure élaboration, des aliments ce qu'il faut pour la reconstitution des globules du sang et de l'état morbide en général. Ces eaux minérales, en changeant la constitution viciée des strumeux, modifient la vitalité morbide de la peau herpétisée, celle des tissus muqueux cellulo-cutanés et leurs secrétions pathologiques; le pus ichoreux et corrosif des ulcères sordides et blafards, diffère du pus crémeux, blanchâtre, de bonne nature, exhalé à la surface des bourgeons charnus, d'une ulcération que ravivent la stimulation et l'afflux d'un sang com-

plètement décarbonisé dans les poumons. La
neutralisation des éléments acides, produits des
secrétions morbides, n'est pas un effet de la pré-
sence de la soude contenue dans les bains chlorurés, mais bien de la corroboration du système
digestif qui fournit des matériaux plus parfaits à
l'assimilation ainsi qu'à l'hématose.

Je crois avoir répondu autant que l'état de la
science le permet, à la question relative à la manière d'agir du chlorure de soude dans les maladies qui nous occupent. On a ajouté à cette question celle de déterminer si le traitement, par les
eaux fortement bromurées ou iodurées, est plus
puissant que celui des eaux simplement chlorurées.

L'activité minérale du chlorure de soude et du
brome s'accroît par l'association de ces sels, elle
en modifie les propriétés médicales; si l'on inter-
roge la statistique des cures obtenues par les
bains chloro-bromurés de Salins et la notice de
M. J. Labourdette, sur le lait iodé ou bromuré
naturellement, par assimilation digestive; on
arrive avec ce savant expérimentateur, à recon-
naître que le chlorure de soude combiné à l'iode
ou au brome, facilite l'assimilation et la tolérance de ces deux substances, elles se fixent dans les
tissus et s'incorporent à la molécule organique.
L'absence de tolérance des eaux salines agit sur
l'organisation de la même manière que le brome

pris isolément. Dans cet état, M. le professeur
Trousseau le considère comme un contro-stimu-
lant cardio-vasculaire, tandis que par son association avec le chlorure de soude dans des proportions à peu près semblables à celles constatées
dans les bains de Salins, le bromure de potasse
est rendu tolérable, il acquiert des propriétés
dynamo-plastiques qu'il exerce spécialement dans
le traitement de l'aglobulie, de l'anémie chlorotique, de la viciation strumeuse, par la faculté
que possède cette balnéation minérale de relever
l'innervation des fonctions organiques et de l'hématose; n'est-ce pas aussi sous le bénéfice de la
tolérance qui donne lieu à l'incorporation des éléments chloro-bromurés aux molécules intégran-
tes, qu'il est permis d'interpréter ces guérisons
d'affections chroniques et strumeuses, longtemps
après la cessation du traitement par les bains minéraux; elles s'effectuent lentement, au moyen
des élaborations de la chimie vivante qui s'exerce
sur les molécules minérales, introduites dans les
tissus et les organes secréteurs. Ce travail intime
modifie les molécules bromo-chlorurées; elles
se combinent avec les matières grasses et albu-
minoïdes qui leur donnent des propriétés à peu
près analogues à celles de l'huile de foie de
morue.

Ces considérations s'adressent à certaines ob-
jections sur les vertus de nos eaux, dans l'herpé-

STATISTIQUE MÉDICALE.

TRAITEMENT AVEC LES EAUX SODO-CHLORO BROMURÉES DE SALINS, DES GROUPES NOSOLOGIQUES RENFERMÉS DANS CE TABLEAU.

Nombre des malades.	GROUPES NOSOLOGIQUES. Diathèse strumeuse.	Degrés de minéralisation des bains, température, durée des bains, douches, boisson.	Guérison après une ou deux saisons.	Guérison après deux à trois ans de traitement.	Amélioration dans l'état général et les symptômes.	Insuccès.
47	1re CATÉGORIE. Adénopathie torpide.	Terme moyen de la minéralisation des bains, 5 à 7°; température, 32 à 34°; durée, 1 heure 1/2 à 2 heures; douches locales, 8 à 15 minutes; topiques d'eau mère mitigée; 2 à 3 décilitres d'eau en boisson.	4	6	4	5
14	Scrofule cutanée, dartres humides, éczéma chronique, impétigo, etc.	Minéralisation, 3 à 4°; température des bains, 27 à 30° c.; durée du bain, 1 heure.	7	3	2	2
10	Dartres sèches, prurigo, etc.	Minéralisation des bains, 4 à 5°; température, 30 à 32°; durée du bain, 1 heure 1/2 à 2 heures.	5	2	2	1
12	Scrofule muqueuse, coriza, blépharite chronique, otorrhée, etc.	Minéralisation, 5 à 6°; température, 33 à 34°; durée du bain, 1 heure à 1 heure 1/2.	5	2	2	1
13	Scrofule osseuse, carie, nécrose, tumeurs blanches articulaires, etc.	Minéralisation, 5 à 7°; température, 51 à 32°; durée, 1 heure à 2 heures; douches, de 8 à 15 minutes sur les tumeurs blanches des articulations.	3	6	2	2
4	Goître héréditaire ou acquis, lymphatisme.	Bain: température, 32 à 35°; minéralisation, 5 à 6°; topiques d'eau mère mitigée.	4			
24	2me CATÉGORIE. Chloro-anémie, leucorrhée, aménorrhée, névroses concomitantes.	Minéralisation des bains, 4 à 7°; température, 30 à 34°; durée, 1 heure à 1 heure 1/2; bains de siège; douches lombaires, de 10 à 15 minutes.	14	5	3	2
8	3me CATÉGORIE. Paralysies cérébrales incomplètes, partielles, hémiplégie.	Demi-bain, d'une demi-heure à 45 minutes; température, de 27 à 30°; minéralisation, de 3 à 4°; douches à température variable; durée, 8 à 18 minutes; ajoutages et hauteur de la douche selon les indications; eau minérale en boisson, 3 à 4 décil.		2	4	2
18	Paraplégies incomplètes, énervations, suite d'anémie, d'hystéricisme, de rhumatisme lombaire chronique etc.	Minéralisation des bains, 4 à 6°; bains aux deux tiers; température, 30 à 32°; durée du bain, 1 heure; douches 32 et 35°; durée, de 8 à 30 minutes; ajoutages variables, frictions, massage.	4	8	4	2
120		TOTAUX	46	34	23	15

tisme et à quelques questions relatives aux chlorures et à la bromuration des caux salines ; elles parlent assez haut à l'intelligence pour inspirer la plus légitime confiance dans le traitement du groupe de maladies qui font le sujet de cet opuscule.

Parmi les formes morbides de la diathèse strumeuse qui ont obtenu le plus promptement un bénéfice curatif complet par les eaux minérales de Salins, je place au premier rang, les dartres sécrétantes, l'eczéma chronique, l'impétigo etc., et le prurigo, parmi les dartres sèches, puis viennent ensuite dans le même ordre, la scrofule muqueuse, celle osseuse, et définitivement l'adénopathie ; elle compte peu de succès complets après les deux premières saisons des eaux, mais le cercle de la curabilité s'agrandit quand ces malades ont été soumis durant un et deux ans à cette hydro-thérapie bromurée. Il en est de même de la nécrose des os longs, des tumeurs blanches articulaires avec carie et fistules, mais la carie des os courts est promptement guérissable dans l'enfance et l'adolescence. Si j'avais fait figurer les chapelets glanduleux observés assez fréquemment chez les enfants lymphatiques atteints d'éruptions sécrétantes au cuir chevelu et à la face, ce groupe eut dépassé tous les autres sous le rapport du nombre et de la promptitude des guérisons. Il ne s'agissait point des

manifestations du lymphatisme, mais bien de
ces masses de glandes indurées qui forment des
bosselures autour du cou des personnes adultes
dont il faut régénérer la constitution strumeuse
par les bains, tandis que la stimulation de la douche active dans les glandes indurées et torpides,
la circulation capillaire et l'absorption interstitielle; c'est ainsi et par voie d'endosmose que la
résolution a lieu au moyen des topiques d'eau
mère mitigée, dans les goîtres non enkystés. Cette
balnéation sodo-bromurée ne compte que de
très-rares insuccès dans la chloro-anémie et l'a-
menorrhée chlorotique. La plupart des personnes qui en furent atteintes, étaient agées de
14 à 22 ans ; la cure commença à s'effectuer du
11me au 16me bain, dès que la tolérance des eaux
fut établie. Chez deux malades, on fut obligé,
après 5 ou 6 bains faiblement minéralisés, de re-
noncer à ce traitement, en raison de l'appauvrissement du sang, de la constitution détériorée au
dernier point, et d'accès fébriles périodiques liés
à une splénopathie ; les cachexies pyrétiques avec
ou sans lésions organiques doivent être exclues
de ce traitement. Je n'ai constaté que deux
guérisons après 2 ans de traitement, 4 améliora-
tions très-notables et 2 insuccès, sur 8 malades
atteints de paralysie cérébrale.

Tant qu'il existe des éléments de réaction sanguine, ces eaux, douées de propriétés toniques et

stimulantes, sont formellement contre-indiquées;
ce cas étant prévu, elles facilitent la résorption
des liquides épanchés dans le cerveau; la douche, pas sa puissance stimulante, ranime la sensibilité et la contractilité dans les membres à
demi-paralysés. On remarquera, en consultant le
tableau statistique, les avantages incomparables
attachés à cette même balnéation thermo-chlo-
rurée associée à la douche, lorsque le traitement
s'adresse aux paralysies incomplètes causées par
l'anémie, la déglobulation du sang et la perver-
sion du système nerveux; la guérison de ces anervies a été complètement obtenue après une et
deux années de ce traitement.

Cette statistique médicale a pour base 120
observations de malades traités avec les eaux minérales de Salins pendant une période de 8 ans.
J'ai choisi les faits les plus posititifs et les mieux
déterminés; les interprétations de physiologie
thérapeutique auxquelles ils ont donné lieu, sont
une déduction raisonnée des phénomènes morbides, des modifications que leur a fait subir,
ainsi qu'à la constitution, l'emploi balnéique des
eaux chlorurées de Salins. Maintenant, l'occasion
se présente d'opposer un puissant argument à
ceux qui refusent à nos eaux minérales une spé-
cialité d'action curative dans la scrofule. Il résulte d'un relevé pris dans mon tableau statistique,
que sur 66 malades qui offraient différentes for-

4

mes de cette dyscrasie, 24 furent guéris sans récidive, après une à deux saisons aux bains de
Salins, 19 après un traitement de 2 à 3 ans ; total,
43, c'est-à-dire les deux tiers des cas. Ces résultats très-significatifs m'autorisent à considérer
cette balnéation chloro-bromurée, comme réu-
nissant tous les attributs reconnus à la spécialisation anti-strumeuse, comparativement à toute
autre médication.

Dans l'intérêt bien compris de l'humanité, il
serait à désirer que les enfants scrofuleux de
l'assistance publique de Paris fussent traités à
l'établissement minéral de Salins; ils seraient ad-
mis à très-peu de frais dans les salles de l'hôpital
de cette ville, au lieu de les envoyer à Forges-sur-
Brüs (Seine et Oise), dont les eaux, dépourvues
en quelque sorte d'éléments minéraux, ne peuvent avoir d'autre valeur médicale que celle de
l'hydro-thérapie associée à l'hygiène.

Au moment où ces lignes étaient sur le point
d'être livrées à l'impression, le vœu que je viens
d'émettre a été réalisé; 20 de ces jeunes malades,
atteints de scrofule à différents degrés et avec des
formes morbides diverses, vont être soumis im-
médiatement et pendant toute la belle saison, au
traitement avec les eaux minérales de l'établissement de Salins; les résultats cliniques en seront
connus ultérieurement. On peut sans trop pré-
juger sur l'efficacité thérapeutique de ces bains

bromurés dans la maladie qui nous occupe, être
autorisé à dire que l'administration des hôpitaux
de Paris aura à se féliciter d'avoir pris cette dé-
termination

Il faut en avoir été témoin pour se faire une
idée de la rapidité avec laquelle la balnéation
chloro-bromurée et la natation, dans la vaste piscine de Salins, modifient la constitution des
enfants, car c'est à cette époque de la vie que ce
traitement acquiert le plus haut degré de spécialisation anti-strumeuse.

Qu'il me soit permis, avant de terminer, de
repousser le mot saison, formule fatidique trop
souvent employée pour exprimer le temps nécessaire à une cure thermale. Cette locution, con-
sacrée par la routine, peut être la cause d'une
foule de déceptions; elle est d'autant plus fausse
dans son application aux eaux chlorurées fortes
de Salins, qu'on doit ordinairement s'attendre
dans le traitement de la diathèse écrouelleuse, à
passer une quinzaine de jours sans ressentir d'a-
mélioration; période d'épreuves et d'asthénie à
laquelle l'organisme est soumis avant de passer à
la tolérance des eaux. En supposant qu'une saison
aux eaux ne soit que de 21 jours, il est impossi-
ble qu'elle puisse profiter à la santé de la plupart
des personnes atteintes de maladies anciennes ou
de diathèse lymphatique; et lorsque la médication n'a procuré qu'un soulagement incomplet

de peu de durée, le malade, trompé dans ses
espérances, au lieu de s'accuser lui-même de n'a-
voir pas donné au traitement tout le temps indispensable à une cure radicale, rejette un blâ-
me immérité sur l'efficacité thérapeutique de ces
bains minéraux.

ÉTABLISSEMENT THERMAL DE SALINS.

Une infinité de circonstances contribuent à
assurer le succès du traitement minéral suivi à
Salins. L'air y est pur, les eaux fraîches, abondantes; le climat tempéré et salubre; le sol remarquable par la variété et l'excellente qualité
des productions, donne le vin le plus délicat de
la province. Cette ville doit son nom à ses anciennes salines. Placée au fond d'une anfractuosité transversale de la première chaîne du Jura, à
la base de deux monts qui s'opposent leurs escar-
pements, et au milieu d'un site alpestre le plus
beau de la Franche-Comté. Salins est à la tête
d'un chemin de fer qui se dirige par Dole sur
Besançon, l'Alsace et Paris; la gare n'est séparée
de la capitale que par un parcours de 8 heures

et demie. On visite avec un plaisir toujours nouveau, les fraîches cascades, les sites pittoresques
de ses environs peuplés de souvenirs historiques;
ils sont le but de promenades délicieuses. Chaque année le botaniste et le géologue se rendent
dans ces montagnes pour enrichir leurs collections d'histoire naturelle.

Les bains minéraux de Salins ont été cons-
truits par M. DE GRIMALDY, bienfaiteur de cette
ville. Cet établissement, le premier en France
sous le rapport de la minéralisation, est placé au
centre de la ville. Il se compose de deux grands
corps de bâtiments, en face l'un de l'autre. Au
premier étage du principal édifice, sont deux ma-
gnifiques salles de bals et de concerts; des salons
de lecture, de conversation, décorés avec luxe et
un goût parfait; le billard, une bibliothèque de li-
vres de choix, un cabinet d'histoire naturelle qui
contient la faune antédiluvienne du Jura-Salinois,
etc. Le 2me et le 3me étages sont occupés par 40
appartements, composés chacun de deux pièces;
ils sont destinés au logement des baigneurs. Une
élégante plate-forme, de 1 mètre 40 centimètres
de large, ornée d'un balcon en fer, artistement
travaillé, règne en dehors et dans toute l'étendue
du premier étage, avec lequel elle communique.
Un vélarium pareil à celui qui environne la bu-
vette, protège les promeneurs contre les rayons
du soleil. De ce point de vue, se dressent devant

vous, en sens opposé, les monts de Saint-André
et de Belin, couronnés par les forts dont ils por-
tent le nom. Les roches dentelées de ces hauts
sommets découpent l'horizon borné à l'entrée de
la gorge de Salins par le massif de *Poupet*. Ce géant
de nos montagnes porte à 853 mètres les arceaux
de son ossature formés de bancs calcaires brisés et
redressés par les soulèvements jurassiques. Cette
nature sévère et pittoresque contraste avec les
ombrages frais d'un jardin anglais sillonné par des
sentiers tortueux bordés de fleurs ; ils viennent
aboutir, d'un côté, à **un** gymnase enclavé dans ce
jardin, de l'autre, à un jet d'eau qui jaillit
d'une masse de stalactites, dans lesquelles les iris
enfoncent leurs racines. Au rez-de-chaussée
de cet édifice et en sortant de ces bosquets de
verdure, vous trouvez sous une voûte immense,
tous les appareils d'hydro-thérapie, appropriés
aux divers modes d'administration de ce traitement : bains de lame dans une vaste piscine
d'eau chlorurée à la température de 11° 50, douches de tous genres, lits de repos, appareils de
sudopathie, service aussi prompt que complet.
L'intérieur de cette piscine est revêtu de marbre
blanc d'Italie ; il décore à hauteur d'appui, les
murs de la salle d'hydro-thérapie, ainsi que les
diverses stations de douches de l'établissement.
Dans le cas de contre-indication, les baigneurs
ont le très-grand avantage, et sans se déplacer,

de suppléer à l'insuffisance de cette médication
marine, en pratiquant un traitement avec les
bains minéraux thermalisés, fortifiés par les eaux
mères de la saline. Non loin du local réservé à
l'hydro-thérapie, des pompes aspirantes, mises
en activité par une machine hydraulique, plon-
gent à 22 mètres de profondeur, jusqu'à la source minérale qui alimente l'établissement; vous
parvenez à son récipient, creusé dans la dolo-
mie keupérienne, après avoir descendu à la
lueur des flambeaux, un escalier étroit, en forme
d'escargot. Bientôt rendu à la lumière du jour,
vous entrez sous le péristyle d'un long pavillon,
qui contient sur deux lignes parallèles, 45 cabinets de bains, séparés par un corridor. Les baignoires, larges et profondes, sont la plupart en
fonte émaillée en dedans, quelques unes en marbre du pays; elles ont chacune un robinet d'eau
froide et d'eau chaude; celle-ci est minéralisée à
3°; à la suite, s'élève au-dessus de l'appareil caléfacteur, une tour octogone; sa hauteur est de 20
mètres; elle renferme un bassin qui reçoit l'eau
minérale froide provenant d'un réservoir en dehors de l'établissement, dont la capacité est de
4,000 hectolitres. Un bel escalier double, avec des
murs latéraux en bossage, en précèdent l'entrée.
De la tour, véritable monument construit dans
le style architectural Louis XIV, l'eau chlorurée
froide et thermalisée se distribue à tous les servi-

ces de l'établissement, aux différentes espèces de douches ainsi qu'à la piscine.

La circonférence de son bassin est de 32 mètres, et la profondeur de 1 m. 50 ; ses gradins, en pierre polie, lui donnent la forme d'un amphithéâtre. Au pourtour sont les cabinets de vestiaires. Deux tritons en bronze, placés sur des colonnes, projettent dans ce bassin circulaire, des ondées d'eau salée à la température indifférente; elle se renouvelle incessamment au moyen d'un double courant. Cette élégante piscine, la plus belle qui existe en France, permet aux baigneurs de se livrer à la natation et de recevoir en même temps la douche en passant sous la chute d'eau lancée par les deux tritons. Son dôme, supporté par des colonnes, ressemble à un chapiteau conique; il est recouvert de lames de zinc. La statue d'Hygie s'élève au milieu d'un bassin environné d'un parterre émaillé de fleurs. Cette déesse de la santé verse les flots pures d'une eau minérale gazéifiée qui pétille dans la coupe des buveurs.

Dire que les salons sont décorés avec luxe et le goût le plus parfait; que les artistes les plus distingués des théâtres de Paris font les délices de la société réunie dans la salle des concerts, et ajouter à ces agréables distractions, si nécessaires à la réussite du traitement, par les eaux minérales, que la table d'hôte de l'établissement est servie par Chevet, c'est répéter ce que tous les journaux ont déjà annoncé en 1858. Cependant, je serais au-dessous de la vérité, si je passais sous silence l'agrément que procure, dans les belles soirées d'été, la musique de la ville et le charme qu'on éprouve à entendre les chants de la société chorale de cette ville, qui vient d'être honorée, au concours des orphéonistes à Paris, des distinctions les plus flatteuses.

M. DE GRIMALDY, dans son inépuisable bonté, n'a point oublié ceux que la fortune n'a pas favorisés de ses dons. Inspiré par les sentiments les plus purs de la charité, il a voulu en étendre les bienfaits aux invalides de l'agriculture et de notre armée; il fait participer au bénéfice curatif, qui donne une si grande célébrité à son établissement thermal, les religieux, les ecclésiastiques du département, les indigents et les membres des associations de secours mutuels du canton de Salins; il leur accorde à tous le traitement gratuit qui sera dirigé par les médecins inspecteurs attachés à cet établissement minéral.

Qui donne aux pauvres, prête à Dieu !

EXCURSIONS

AUX ENVIRONS DE SALINS (Jura).

Nous allons demander aux Alpes les émotions qui sai-
sissent l'âme à l'aspect des grands phénomènes de la nature, tandis que nous pouvons assister à ces spectacles les
plus émouvants, en se transportant à une demi-journée
de Paris, sur les hauts plateaux du Jura-Salinois. La verdure des vallons se prolonge au milieu des forêts de sapins en suivant les contours des clairières parsemées de
chalets. A une altitude de 1300 mètres et à quelques pas
au-delà de la limite où cesse la végétation des arbres résineux, vous découvrez tout-à-coup le bassin helvétique,
ses lacs semblables à de petites mers, ornées d'une ceinture de villes et de bourgades, de riches campagnes auxquelles les glaciers des Alpes et le Mont-Jura servent d'en-
cadrement.

Il est peu de pays qui réunissent, comme Salins et ses
environs, des sites variés et aussi pittoresques. Placée au
fond d'une gorge resserrée par le rapprochement anguleux de la base de deux hautes montagnes de forme alpestre, cette ville est environnée d'une ceinture de vieux
remparts revêtus d'un manteau de lierre et flanqués de
tours en ruine. Une partie s'élève en emphithéâtre au bas

du mont Belin *(Bel Bélinus Apollon)*; l'autre, semblable à une rue, se prolonge avec ses faubourgs, dans une étendue de 4 kilom., au bord de la *Furieuse*, rivière torrentielle; elle sert de limite entre Salins et la petite commune de Bracon. La culture de la vigne s'arrête au pied des remparts et suspend ses festons de pampre jusqu'au tiers supérieur des deux monts que sépare une déhiscence de 1 kilom. à vol d'oiseau et de 240 mètres de profondeur. Sur leurs cimes sont assis, au bord d'un abrupte, les forts Belin et Saint-André; ils dominent cet étroit défilé liaso-keupérien avec sommets oolithiques. L'importance de cette position militaire l'avait fait appeler autrefois les Portes de Bourgogne *(Portae Burgundiarum)*. Sous le rapport du point de vue, qui embrasse du haut des sommets une vaste étendue de pays, ainsi que des travaux exécutés par les officiers du génie, ces fortifications méritent de faire l'objet de deux courtes excursions.

Promenade du Quai.

Le Quai est protégé contre le cours impétueux de la *Furieuse*, par l'ancien rempart. Le lit de cette rivière servait de fossé à la ville.

Depuis cette promenade, bordée d'un rang de platanes, on a une très-belle vue du fort Belin. Perché sur une arrête vive du rocher dans lequel il est incrusté, un chemin couvert, taillé en zigzag dans le rocher, le relie à un fortin avec un pont'levis; il paraît comme accroché au tiers supérieur du mont qui s'isole du premier plateau sous forme de pyramide colossale.

Promenade de la Barbarine.

Salins possède plusieurs promenades ; la plus fréquen-
tée est celle de la *Barbarine*, élevée sur un tertre en dehors
des deux portes septentrionales de la cité ; l'une d'elles,
appelée *Malpertuis*, est flanquée de deux grandes tours
féodales, réunies par un ouvrage de maçonnerie dans
lequel s'engageait la herse au-dessous des mâchicoulis.
Des allées de tilleuls et de platanes, qui se terminent
à un rond-point de verdure, ombragent la plate-forme
de cette promenade. Des sentiers s'enlacent sur les pentes
à travers des massifs de bois résineux et de toutes essen-
ces. Des clairières ménagées à propos, laissent entrevoir
au bas de ce monticule, l'embarcadère, tête du chemin
de fer de Salins à Paris ; il est bordé de côteaux de vignes
qui présentent les teintes variées des marnes irisées du
terrain keupérien. L'horison est limité de toutes parts
par les crêts des montagnes et le dôme gigantesque de
Poupet. Depuis le rond-point de la promenade, on suit
du regard le wagon que la vapeur emporte dans le défilé
portlandieu de Saint-Joseph, dont les assises compactes
sont en stratification différente et en contact avec le trias.
Elles s'élèvent des deux côtés comme une muraille, et ne
laissent d'espace que pour le cours de la rivière et la route de Besançon. Bientôt le wagon suspendu au-dessus de
cet abîme, glisse sur les rails d'un viaduc ; il relie les
flancs escarpés de deux montagnes et fait passer la voie
ferrée de l'une à l'autre. Cet ouvrage d'art remarquable
par la hardiesse et la hauteur de ses arches superposées,

produit un effet merveilleux et très-pittoresque dans cette gorge sauvage.

Bracon.

Parmi les sites les plus rapprochés qui attirent la curiosité et réveillent d'anciens souvenirs conservés dans les chroniques du pays, je dois citer la lunette de Bracon, construite par Vauban sur un monticule environné de vignes, à 80 mètres au-dessus du lit de la *Furieuse*. Non loin au Sud-Ouest est l'emplacement de l'ancien château de ce nom, dont il ne reste que les vestiges. Il a vu naître en 607, Saint-Claude, d'origine romaine et patron vénéré du diocèse du Jura. Bracon faisait partie de la donation de Sigismond, Roi de Bourgogne, à l'abbaye d'Agaune en Valais (*Salinum eum castro de Bracon*), année 523.

Une médaille consulaire, petit module, en argent, trouvée dans les vignes au bas de la lunette, vient encore attester l'antique origine de cette résidence des comtes de Bourgogne, qui fut plus tard le chef-lieu de la seigneurie de Salins. On peut également faire remonter à l'époque druidique les premiers établissements de cette ville, en tenant compte, à défaut de documents historiques, des haches en pierre de serpentine et en bronze, des armatures de flèche en silex, d'une statuette en bronze qui représente un prêtre d'Osiris, de médailles celtiques et du haut Empire etc., mises à découvert par la culture du sol sur le territoire de Salins. Bracon doit sa fondation immémoriale à sa position forte sur un tertre non loin des sources salées les plus riches et les plus abondantes de la Séquanie.

Plusieurs voies romaines dont les environs de Salins con-
servent encore les traces, aboutissent à cette gorge de montagnes ; elles favorisaient l'exportation du sel de cette
manufacture en Italie et les provinces de l'Empire Romain.

Cascade et Abbaye de Gouailles.

C'est après une pluie d'orage qui augmente le volume
du cours d'eau , que vous allez admirer cette cascade , remarquable par la hauteur de sa chute. Après avoir laissé
le hameau de Blégny à votre droite , vous suivez la rive
escarpée d'un torrent , et à un détour du chemin , on arrive près de l'abbaye , en face de la cascade. Elle tombe
verticalement à 120 mètres de hauteur , du sommet du
premier plateau, dans un enfoncement abrupte de la montagne auquel on a donné le nom de *Bout du monde,* parce
qu'il borne l'horison de tous côtés. Dans sa chute, au fond
de ce précipice creusé en forme de fer à cheval, l'eau se brise sur la saillie de bancs calcaires brusquement accidentés,
et dans son cours anguleux , caché en partie par les bran-
ches des arbres, elle se reproduit en dehors en offrant
l'aspect de plusieurs cascades étagées les unes au-dessus
des autres. Quand les rayons du soleil pénètrent dans cette
profonde anfractuosité de la montagne, l'arc-en-ciel se
multiplie et revêt de ses couleurs variées les flots écumeux
qui rejaillissent contre les rochers ; ils surplombent en
forme de toit le bas de la chute, de manière qu'on peut
se placer derrière la colonne d'eau. Elle se divise en plusieurs courants , en contournant des blocs de pierre entre-
mêlés d'arbrisseaux. Après cette agitation tumultueuse ,

l'onde coule mollement le long d'un verger élevé sur un tertre de verdure, en avant de l'ancienne abbaye, convertie en maison de ferme; elle est habitée maintenant par la famille d'un cultivateur. Ce couvent, de l'ordre de Saint Augustin, fut fondé en 1192, par Gaucher IV, sire de Salins, après son retour de la troisième croisade. Il obtint du Pape le privilége d'en faire un lieu d'asile inviolable pour les criminels. Cette abbaye construite en belles pierres de taille, n'offrait rien de remarquable sous le rapport de l'architecture. Sur le portique de l'église, on lit cette inscription : *Scopus laborum Deus*. Dieu est le but de nos travaux. Tout près et sur le même cours d'eau, est un moulin. Cette petite excursion, à 3 kilomètres de Salins, se fait ordinairement à pied ; elle contribue, avec le bénéfice curatif des bains minéraux de cette ville, au rétablissement de l'activité organique et des forces chez les malades affaiblis par des maladies chroniques.

Val d'Héry ou de Mouttaine.

Lorsque la brise du soir commence à tempérer la chaleur du soleil qui se concentre dans les gorges des montagnes, une des promenades les plus délicieuses qu'on puisse faire à 5 kilomètres de Salins, est celle du *Val de Mouttaine*, continuation transversale de la cluse salinoise. Elle finit, comme dans toutes les dépressions orographiques de ce genre, à un enfoncement circulaire de la montagne. Au bas de ce cirque et du petit lac temporaire de Pont-d'Héry, la source de la *Furieuse* s'épanche de son trop plein à travers le feuillage de la forêt. Dès sa sortie du rocher, elle met en mouvement les roues d'un moulin

et communique cette même activité à une suite de scie-
ries et d'usines placées en amphithéâtre au fond de ce petit
val orné d'une riche végétation. L'eau retenue par des
écluses qui s'élèvent les unes au-dessus des autres, tombe
sur les rouages des moulins qu'elle blanchit de ses flots
écumeux. Cette série de cascatelles, encadrées dans le
feuillage des vergers, donnent de l'animation et de la variété à ce paysage. On l'admire encore en revenant par
la même route, ligne la plus directe de Paris à Genève.
La flèche élancée de l'église Saint-Anatoile est le seul monument qu'on distingue dans la gorge de Salins. Les
monts Belin et Saint-André, grandis par les ombres de
la nuit, forment des lignes sévères qui se détachent en
silhouettes colossales sous le fond bleu d'un ciel étoilé.
Le vallon que nous venons de quitter en entrant à Salins, porte le nom de *Val d'Héry (de Her)*, maître,
homme puissant etc. Cette dénomination, qui vient du
celtique, est conservée sans altération dans la langue alle-
mande, et le nom d'Héry en est une dérivation. Salins
était le chef-lieu de la contrée des Hériens : *Salinum in
pago Hériensium.*

Abbaye de Château. — Val de Pretin.

Avant de s'engager dans le défilé de Saint-Joseph, la
route de Besançon se bifurque ; à gauche, le chemin de
Salins à Arbois, s'élève par une pente rapide au-dessus
du *Mont-Simon* ; au versant opposé, on marche sur le
bord de la grande faille keupéro-portlandienne, dans laquelle sont creusées les ornières profondes d'une voie romaine. On les retrouve avec les mêmes accidents orogra-

5

phiques au milieu du village d'Aiglepierre, près du
Champ-Dolent, cimetière romain. Elle était traversée à
Saint-Michel par une autre voie qui date de la même époque ; elle pénétrait dans la gorge de Pretin. A l'entrée de
cette déhiscence, sur le replat d'un sommet nommé
Château, une vigie romaine défendait ce passage ; elle a
été détruite à l'invasion des Sarrasins. A sa place, Ber-
non, abbé de Baume et de Gigny, fils d'Odon, comte de
Bourgogne, fonda au IXme siècle un très-vaste prieuré
qui régnait sur toute la plate-forme de l'abrupte. L'architecture de l'église appartenait au Xme siècle ; elle a été
détruite à la révolution de 1793. Dans ses ruines sont
mêlés des tuileaux à grands rebords ; ainsi, sur cet étroit
espace, se trouvent représentées les deux principales époques de la civilisation de la Gaule : la domination de
Rome par les armes, celle de la régénération des peuples
par la croix ; elle surmontait une masse pyramidale de
rochers en forme d'obélisque, détachée du corps de la
montagne, en face de l'abbaye, que protégeait Château-
sur-Salins. Ce fort s'élevait sur une crête ardue, non loin
de cet établissement religieux.

Si vous descendez de ces hauteurs par le revers du côté
de Saint-Michel, vous trouverez aux deux tiers de la
pente, un château du XVIme siècle. Hâtez-vous d'arri-
ver au bas de la montagne, car il ne possède rien dans
sa structure et ses souvenirs qui puissent vous intéresser.
La curiosité vous appelle à l'entrée de la gorge de Pretin,
dans laquelle le ruisseau de la *Vache* se creuse un lit hé-
rissé de fragments de roches mousseuses. Vous passez à
côté d'un enclos couvert de vitraux. Ce jardin, qui appro-
visionne les tables de Salins de fruits savoureux et d'ex-

cellents hortolages, occupe l'emplacement du premier
jardin botanique qu'on prétend avoir été créé en France
au XVIme siècle, par Nicolas de Gillet, embassadeur de
Maximilien d'Autriche à la cour de Madrid. Des noyers
séculaires répandent leur ombrage au bord de la rivière
qu'on remonte jusqu'à sa source, en suivant le contour
régulier de la base de la montagne. Bientôt l'espace s'é-
largit aux abords des premières maisons du val de Pretin;
il est surplombé par un banc calcaire, couronnement des
cimes et limites resserrées de l'horizon. Les vergers cachent
sous la verdure de leurs feuillages les toits des habitations
champêtres près desquelles s'échappe la source limpide et
fraîche de la *Vache;* elle abreuve les cultivateurs de cette
commune, que la profondeur de son site isole des autres
villages du pays. Afin de varier la perspective, on re-
tourne ordinairement à Salins par un sentier tracé au bord
d'un torrent, en bas du mont Saint-André. En traversant Bracon, on ne peut s'empêcher de visiter une seconde fois les ruines de son ancien château, asile de grandes
infortunes et théâtre de faits glorieux. Après avoir été
retenu prisonnier dans ce donjon, Réné d'Anjou en sortit
en 1436 pour monter sur le trône de Naples et de Sicile.
En 1476, après la déroute de Morat, Charles-le-Témé-
raire vint cacher dans les ruines de ce château sa honte
et sa colère, qu'il avait beaucoup de peine à déguiser. Ce
fort se rendit aux Salinois lorsqu'ils eurent vaincu, à
Dournon, les troupes auxiliaires de France, commandées
par Baudricourt. La reddition de ce fort occupé par un
lieutenant de ce général, amena le traité de Senlis, qui
obligea Charles VIII à restituer le comté de Bourgogne à
son légitime souverain, Maximilien d'Autriche, époux de

Marié de Bourgogne.

Poupet, 853 mètres au-dessus de la Méditerranée.

Le mont Poupet est à 6 kilomètres de Salins; son ascension exige un ciel pur, dégagé de vapeurs, surtout au Sud-Est; cependant leur translucidité produit l'effet d'une longue vue qui rapproche les objets du regard. Cette excursion se fait à pied ou à dos d'âne, en raison de la raideur des pentes. Cette dernière recommandation s'adresse particulièrement aux dames et aux personnes débiles. Bientôt on pourra pratiquer cette course en voiture au moyen d'un chemin qu'on vient d'ouvrir sur le revers Nord-Est de cette montagne.

On suit jusqu'à moitié chemin, depuis Salins, la route d'Ornans, tracée presque parallèlement au-dessous de la voie romaine qui se rendait à Mandeure (*Epomonduodorum*). La principale station voisine du sommet est un très-beau chalet, encadré entre deux rochers verticaux. On peut y prendre de l'excellent laitage et même un petit repas improvisé, auquel la propreté et le bon vin ne font pas défaut. Au-dessus de cette métairie, qui forme à elle seule un site très-pittoresque, vous atteignez par un sentier scabreux, le sommet légèrement applati d'une aiguille de rocher. Il porte les vestiges d'un ancien château-fort, incrusté dans le roc et entouré de fossés à sa base : il était inabordable. De ce point culminant, un monde nouveau, avec des perspectives inconnues, semble surgir tout-à-coup devant vos regards fascinés pas un spectacle féérique. Vous découvrez les pitons élancés des glaciers

des Alpes, qui découpent et bornent l'horizon depuis le
Tyrol jusqu'à Briançon, dans une étendue de près de 100
lieues. Sur le second plan de ce magnifique panorama,
aux limites de France et de Suisse, le vert sombre des
sapins qui couvrent les montagnes du Jura, contraste
avec la blancheur éclatante des glaciers. Un rideau de
vapeur signale les vallées longitudinales qui interceptent
les étages de nos montagnes. Ces chaînes s'abaissent jusqu'au premier gradin de cet immense amphithéâtre; elles
se confondent avec les créaux des deux forts. Ces rochers
forment l'enceinte dans laquelle la gorge de Salins s'en-
caisse à une profondeur de 513 mètres. Après avoir descendu de ce sommet isolé, résultat de la fracture du dôme
oolithique de *Poupet* par les soulèvements qui mirent en
contact sur ce point les 2ᵉ et 4ᵉ étages du Jura, vous fran-
chissez le replat de cette montagne que traverse longitudi-
nalement du Nord-Est au Sud-Est trois petites combes ox-
fordiennes, appuyées contre des crêts coralliens. Au côté
opposé, un spectacle aussi imposant qu'inattendu, mais
d'un aspect moins grandiose, vient frapper votre imagination. C'est avec un sentiment indicible de surprise et d'ad-
miration que vous approchez du bord de la montagne, cou-
pée verticalement à une profondeur effrayante. Du haut de
cet escarpement, votre regard plonge dans une plaine d'une
immense étendue; à la base du contrefort de *Poupet*, le
vieux château de Vaulgrenans couvre de ses ruines féodales l'arrête vive d'un crêt corallien. Des côteaux vigno-
bles, entrecoupés de petits vallons peuplés de nombreux
villages, se terminent au bassin d'alluvion tertiaire de la
Loue. On aime à reposer sa vue sur le gracieux paysage
qu'offre le site de Port-Lesnay. Ce village est partagé en

deux sections par la *Loue*. Un pont en pierre les fait com-
muniquer ensemble. La forêt de *Chaux*, une des plus considérables du domaine de l'Etat, s'étend à vos pieds comme
un tapis de verdure sombre. Elle frange de ses festons la
plaine, que la rivière, dans son cours capricieux, enlace de
ses flots. Une longue trace de fumée, qui progresse avec
une vitesse étonnante, marque, au-dessus de la forêt, par
son sillage ondulé, le passage rapide des wagons dans la direction de Dole, dont vous apercevez la flèche de la cathé-
drale au bas du Mont-Rolland. Au couchant et dans un lointain obscur, le sol se relève brusquement au-delà de la
Saône : ce sont les montagnes de la Bourgogne; elles se pro-
longent comme un rideau bleuâtre qui voile l'horizon. A
l'époque féodale, les seigneurs de Poupet et de la Baume
possédaient une maison forte sur le sommet de cette montagne; celui voisin du chalet servit de signal à l'époque
celtique, et de vigie sous la dénomination romaine. Je
possède dans mon cabinet d'antiquités, des haches en
pierre de serpentine, en bronze, des couteaux sacrifica-
teurs de même métal, des armatures de flèche en silex,
et plusieurs autres médailles du haut et bas empire, des
monnaies bourguignonnes, etc. Ces monuments de différentes époques étaient enfouis dans des couches distinctes
de cendres et de charbon au bas du rocher qui portait la
vigie. Ils prouvent la domination successive des divers
gouvernements qui régnèrent dans ces contrées.

Alaise. — Conjectures sur l'Alésia des Commentaires de César.

Ceux qui aiment à s'enfoncer dans les gorges des mon-

tagnes pour entendre le mugissement sourd et monotone
des cascades au milieu de la solitude des forêts ; les amateurs des sites pittoresques auxquels se rattachent des souvenirs qui font époque dans l'histoire, trouveront des
émotions et les traces d'un passé très-éloigné dans leurs excursions aux environs de Salins, la ville des bains. Au-
dessus de l'embarcadère du chemin de fer, est la route
montueuse et accidentée que vous avez déjà suivie pour
aller à *Poupet*; il s'en détache, à gauche de Saizenay, un
chemin vicinal bien entretenu et pratiqué sous le dôme
d'une forêt; il aboutit à une petite combe oxfordienne
dans l'enfoncement de laquelle est le village de Myon,
département du Doubs. Laissez-y votre voiture et prenez
un guide qui vons conduira, par un sentier assez rapide,
tracé dans le bois, sur le plateau d'Alaise, village qui
doit acquérir de la célébrité en Franche-Comté, si les
prévisions de la science viennent à se vérifier. Jusqu'en
1855, Alise en Auxois, jouissait exclusivement du pri-
vilège de passer pour être l'Alésia des commentaires de
César, ville renommée par la victoire que ce grand
homme remporta sur Vercingetorix, chef de l'armée gau-
loise, lutte suprême qui plaça les gaules sous la domination de Rome. Dans ces derniers temps, des études en-
treprises avec autant de talent que de persévérence, par
M. Delacroix, sur Alaise en Franche-Comté, tendent à
faire prévaloir l'opinion que cette localité est la véritable
Alésia des Commentaires : En effet, il existe une confor-
mité entre Alésia, selon la narration de César, et Alaise
près de Salins, sous le rapport du nom, du site, de la
topographie et des distances parcourues par les armées
belligérantes.

Le village d'Alaise est situé sur un plateau que des
abruptes rendent inaccessible au Sud-Est. Une profonde
dépression du sol entoure sa base baignée par le *Todeure*
et le *Lison*, tandis qu'au-delà, le terrain relevé à peu près
à la hauteur du plateau, dessine une courbe de montagnes qui domine le cours de ces rivières. Il ne m'appar-
tient pas d'entrer dans des détails de stratégie et d'expo-
ser les péripéties de ce siège mémorable ; qu'il me suffise
de dire à titre de documents historiques préliminaires,
que César, après avoir été forcé de lever le siège de Ger-
govie dans l'Avernie, traversa la Loire et rejoignit à
marches forcées, son lieutenant Labienus qui se trouvait
à la tête de quelques légions sur le cours supérieur de la
Seine. Avec ces forces réunies à un renfort de cavalerie
Germaine, cette armée se dirigea vers les limites des
Lingons et des Séquanes, où César battit Vercingetorix
qui voulait l'empêcher de se rendre dans la province romaine. La défaite du général gaulois l'obligea à se retirer
précipitamment à Alaise. Vaincu et fait prisonnier après
un siège de trois mois qu'il soutint dans ce camp retranché, Vercingetorix abaissa ses armes devant le génie et
la fortune de César. Le théâtre de cette guerre eut-il lieu
à Alise en Bourgogne, on à Alaise en Franche-Comté ?
Tel est le nœud de la difficulté qui fait depuis cinq ans le
sujet d'une controverse entre les partisants de l'un et
l'autre système d'interprétation. Je pense que l'opinion
s'inclinerait favorablement dans le sens d'Alaise près de
Salins, si des fouilles plus nombreuses et mieux suivies
mettaient à découvert sur ce plateau, des médailles celtiques, celles de César et de Vercingetorix, commémora-
tives de ce grand évènement qui changea la face politique

de la Gaule.

Le guide vous indiquera, chemin faisant et en montant sur les plateaux d'Alaise, les points principaux signalés comme moyens de défense par M. Delacroix, dans son excellent mémoire auquel cet auteur a joint une carte de la guerre de César en Séquanie et du siège d'Alésia. Après avoir signalé à votre attention un grand nombre de tumuli, de vestiges de fossés, les grandes et les petites Monfordes, le Conat, les Mouniots, le Chataillon, que M. Delacroix désigne comme l'emplacement de la citadelle de cette place forte, etc., votre guide ne manquera pas de vous conduire à l'extrémité orientale du replat de la montagne d'Alaise. Dans la crainte d'éprouver des étourdissements, couchez-vous en dehors d'une vigie, sur le bord d'un précipice. Au fond, les eaux calmes et pures du *Lison* coulent au milieu de la verdure d'un pré; une dérivation de cette rivière, en activant les rouages d'un moulin, enlève son uniformité à ce paysage. Reportez vos regards à 6 kilom. au-delà, vous découvrez, sur un plateau fortifié par la nature, l'immense castramentation gallo-romaine d'Amancey. Elle est couverte d'une multitude de tumuli; leurs fouilles a enrichi le musée de Besançon d'une grande quantité de médailles et d'objets en tous genres de l'époque celtique et romaine; d'après les vues stratégiques et celles de l'esprit, M. Delacroix considère ce camp retranché, ancien boulevard contre les invasions des peuples du nord, comme ayant fait partie du champ de bataille de César avant la prise d'Alaise.

Cascade du Goux des Conches.

En reprenant le chemin vicinal pour vous rendre à

Salins, le bruissement des eaux vous invite à descendre
à quelques pas dans le bois, jusqu'au bord de la cascade
du *Goux des Conches* ou du ruisseau de *Todeure*; il se
perd dans le *Lison*, au territoire de Myon, après avoir
traversé l'île de Bataille dans toute sa longueur. Une passe-
relle jetée sur le *Todeure*, au bas d'une profonde anfractuosité, est comme le trait d'union pittoresque des deux
montagnes. Elles se rapprochent à leur base et ne laissent
au torrent qu'un passage à travers une fente de rochers,
d'où elle se précipite à 60 mètres de profondeur au fond
d'un abime; en se frayant une issue dans cette lisine,
l'onde bondit et soulève le feuillage étendu sur son cours
tumultueux. Elle se contourne, en bouillonnant, dans des
excavations qu'elle a creusées et polies par son frottement,
espèces de conques calcaires qui firent donner à cette chute
d'eau le nom de *Goux des Conches*. De l'autre côté, l'onde
glisse et s'éparpille en filets écumeux sur le plan incliné
d'un banc de rocher; ils se réunissent en nappe bleuâtre
dans un large bassin au bas de la cascade, endroit auquel
vous parvenez en descendant avec précaution un sentier
tracé dans le flanc du mont. Il y a du mouvement et de
l'inspiration à l'aspect du pont agreste jeté sur un torrent
qui s'engouffre au fond d'un précipice. Au bas de la chute,
ce tableau change, il emprunte une teinte sombre et un
aspect sauvage au site dans lequel il est placé. Saisi dans
son ensemble, ce paysage sévère laisse une impression
indéfinissable que nous aimons à reproduire dans notre
esprit, à cause de la grandeur et de la variété des images.

Ces déhiscences des montagnes que ravinent les torrents,
proviennent principalement de l'exaltation et du redresse-
ment des bancs calcaires de *Poupet*. Ce mont a été l'axe

et le point d'émergence des failles qui crevassèrent en sens divers le sol du Jura-Salinois. Il en résulta ces grands phénomènes orographiques, semblables à ceux que vous venez de voir et dont les formes sont variables. Ces lieux sont le but des pérégrinations des touristes et des amateurs qui admirent les belles horreurs de la nature.

Val de Nans. — Cascade et source du Lison.

La source du *Lison* est à 12 kilomètres de Salins. Cette petite excursion que vous faites en moins d'une heure et demie, vous sera rendue aussi prompte que facile, au moyen d'un service régulier d'omnibus, avec départ le matin de Salins et retour le soir, de manière à vous laisser tout le temps convenable pour visiter les curiosités natu-relles, objet attrayant de votre voyage. Lorsque vous avez dépassé, près de la maison de chasse de M. de Pourtalès, le sommet de la route d'Ornans, vous atteignez la ligne de partage des eaux qui se rendent par deux versants opposés dans le Jura et le Doubs ; cette dernière pente, pratiquée sur une faille keupéro-corallienne, s'incline doucement vers le village de Nans, situé au milieu d'un vallon circonscrit par de hautes montagnes boisées; il ressemble, sous beaucoup de rapports, à ceux des petits cantons de la Suisse, si l'on considère le site, sa profon-deur relativement aux sommets environnants, la végéta-tion arborescente, l'abondance des eaux qui jaillissent de toutes parts et viennent affluer dans le *Lison*. Au milieu du village, on traverse cette rivière sur un pont, et vous

prenez votre direction vers la cascade, au détour d'un château avec embrasures, renforcé de tourelles. Il appartenait
avant la révolution à Madame de Monnier, connue par ses
liaisons secrètes avec Mirabeau.

Dans un enfoncement circulaire, à 300 mètres au-
dessous d'un plateau brusquement interrompu, s'échappe
d'une caverne large et profonde, creusée à la base de la
montagne, une masse énorme d'eau ; elle tombe en bon-
dissant avec fracas, sur des bancs de rochers horizontaux
disposés en amphithéâtre : c'est la source du *Lison*. Cette
cascade est digne de figurer dans les albums des touristes.
Le mouvement que la chute d'eau imprime aux couches
de l'air, fait osciller au-dessus de la cascade, les couleurs
de l'arc-en ciel ; elles se réfléchissent à travers une brume
légère qui se condense en gouttelettes sur le feuillage des
arbres, agités continuellement par un courant d'air frais.

En traversant, non sans peine, une lésine, espèce de
couloir obscur et rocailleux, à gauche de la cascade, vous
pénétrez dans l'intérieur de la caverne et mettez le pied
sur une corniche rocheuse en forme de console, qui s'a-
vance au-dessus d'une nappe d'eau verdâtre et transpa-
rente ; elle sort entre les fentes verticales du rocher et
s'étend sous vos pieds. On voudrait pouvoir dérober à la
vue un mur en maçonnerie de 2 mètres de hauteur,
construit sur un côté de la cascade ; il en dérive une partie pour activer les roues d'un moulin de commerce. Les
eaux, rassemblées au bas de la chute, coulent dans un
lit resserré aux bords des vergers, et quittent le territoire de Nans pour se joindre à la *Loue*. Il serait imprudent
de rester trop longtemps à contempler ce phénomène ad-
mirable de la nature. Les dames, les personnes débiles,

doivent se prémunir avec des châles, des vêtements imperméables contre l'humidité et l'abaissement de la température qu'on éprouve dans ces lieux.

Le plateau de Migette domine et surplombe la source du *Lison ;* il a été célébre par la fondation d'une abbaye de dames Urbanistes. Cette petite combe oxfordienne est ravinée par un torrent sur lequel le *Pont du Diable* produit le plus singulier effet de perspective ; l'onde, brisée dans un lit rocailleux , se précipite d'une très-grande élévation dans un gouffre, sorte d'entonnoir évasé, superposé à la cascade du *Lison*, avec laquelle ce ruisseau torrentiel communique par un canal souterrain. Cette chute d'eau se nomme *Creux-Billiard ;* elle est ordinairement visitée par ceux qui viennent admirer la source du *Lison.* Une frayeur subite retient vos pas en approchant du bord du plateau de Migette ; on aperçoit à une profondeur incommensurable, le village de Nans et son petit val arrosé par le cours du *Lison.* De hautes montagnes circonscrivent les limites de l'horizon. Les ruines d'un vieux château au-dessus du cône dénudé de Montmahoux, presqu'aussi élevé que *Poupet*, attirent d'abord vos regards ; puis ils se reportent vers les rochers verticaux, remparts naturels de la castramentation d'Amancey et l'arrête vive de Chatuillon , citadelle du camp retranché d'Alaise. Des groupes de sapins disséminés sur la pente des monts, rompent l'uniformité de la verdure des forêts de hêtres.

A l'hôtel Hugon, vous trouverez un déjeûner assez confortable, d'excellentes truites et des écrevisses pêchées dans le *Lison*, à condition que l'aubergiste sera prévenu de votre arrivée, afin qu'il ait le temps de préparer le repas. Je ne veux pas vous laisser oublier, avant votre départ pour Salins, de monter à la *Baume des Sarrasins*, sur la rive gauche du *Lison*, qu'on traverse sur une planche. Chaque accident dans le cours des eaux ou les excavations de la montagne, ouvre de nouveaux points de vue qui frappent votre imagination par des spectacles aussi imprévus qu'extraordinaires. La *Baume des Sarrasins* offre des lignes majestueuses et sévères que les étrangers rencontrent très-rarement dans leurs voyages. Elle a servi, dit-on, de refuge aux Sarrasins, lorsqu'au 8me siècle, ils ont été expulsés du sol de la France. En pénétrant sous le dôme de cette caverne, qui s'élève à une hauteur de 80 mètres, vous êtes saisi d'un sentiment de respect religieux, semblable à celui qu'on éprouve à l'entrée d'un temple antique qu'habite la Divinité. Le feuillage des arbres voile ce portique grandiose et ne laisse apercevoir dans le lointain qu'un petit coin d'azur du ciel, but de nos aspirations et de nos destinées immortelles.

Quand la source du *Lison* ne suffit plus pour donner issue aux eaux pluviales infiltrées entre les bancs calcaires du plateau, elles regorgent par l'ouverture de cette caverne, courent sur la pente ardue de la forêt en tombant de rocher en rocher, et viennent grossir le cours déjà débordé du *Lison*. Du côté opposé et derrière l'hôtel Hugon, le torrent du *Vernois* produit le même effet dans des circonstances semblables. A sa partie inférieure, ses eaux plus calmes alimentent une fabrique de faïence.

De même qu'à l'excursion d'Alaise, attendez-vous à consacrer à celle-ci une journée entière ; vous serez dédommagé par la variété des tableaux et la vue de la cas-

cade la plus belle de nos montagnes, et que les étrangers
s'accordent à préférer à celle de la source de *Vaucluse*.

Afin d'éviter une fatigue préjudiciable à la santé des
baigneurs, je n'ai pas voulu vous engager à passer le *Pont
du Diable*, pour monter de Migette aux ruines du fort
Ste-Anne; semblable à une haute muraille, il se dresse
au bord abrupte de la cime de la montagne. Depuis le
chemin que vous reprenez pour rentrer à Salins, vous
voyez le jour pénétrer à travers une large et profonde ouverture pratiquée à pic dans le roc.

Cette tranchée formait une ceinture autour de la place
forte, que des ouvrages avancés défendaient du côté de la
campagne. Cette forteresse fut restaurée du temps de la
féodalité. En 1638, elle soutint un siège mémorable par
la vigoureuse résistance que ses défenseurs, la plupart
Salinois, opposèrent aux bandes farouches de Weïmar.
Ce général suédois, soudoyé par Richelieu, avait fait bru-
ler tous les villages de la montagne, au rapport de Girar-
dot, historien de cette époque néfaste. « Il voyait depuis
« Ste-Anne, l'incendie qui répandait pendant la nuit au-
« tant de clarté que le soleil. » La maison du garde fores-
tier de M. de Pourtalès se trouve sur votre passage; sa
forme élégante est dans le style architectural suisse; elle
occupe un rond-point de verdure sur la lisière du bois; la
route la sépare d'un vieux fossé en partie nivelé par la
culture. C'est la dernière trace de la voie romaine de
Mandeure à Salins.

Le soir, en descendant devers Saizenay, une perspective qui retrace dans votre esprit des impressions déjà
éprouvées, vous tient un moment sous l'empire d'une
illusion.

En face de vous, la colline de Touvent cache la base du mont Saint-André, qui porte dans les airs ses crénaux rougis par le soleil couchant. Ne croiriez-vous pas voir une citadelle fantastique surgir au bord d'un nuage empourpré par les derniers reflets des feux du jour.

Visite par le chemin de fer de Salins, à la saline d'Arc, à l'église de Senans, au château de Roche.

L'intérêt qui s'attache à cette dernière excursion l'emporte sur toutes les autres, parce qu'on y trouve réunis à peu de distance, les chefs-d'œuvre de l'industrie et des arts, aux souvenirs historiques. Cet écrin merveilleux attaché au fond de la forêt druidique de *Chaux*, (*Calcéia-chaussée*), se compose de la saline d'Arc, de l'église de Senans et du château de Roche. En partant de la gare de Salins, la première station est celle de Mouchard, village destiné à acquérir une très-haute importance par sa position à l'entre-croisement des voies ferrées qui doivent relier la Suisse et l'Italie à l'Océan, et le Rhin à la Méditerranée. Dans cette localité, il y avait une voie romaine qui venait de Certemery *(Certum-mortaliœ)*. Combat pour des reliques, elle fut au 8ᵐᵉ siècle le théâtre d'une attaque des habitants contre les envoyés de Charles-le-Chauve, qui transportaient les reliques de Saint Urbain au couvent de Saint Bénigne de Dijon. Ce chemin passait par Salins et communiquait avec l'abbaye d'Agaune.

La seconde station est à la saline d'Arc, succursale de celle de Salins, qui lui fournit au moyen de tuyaux souterrains, l'eau salée nécessaire à la fabrication du sel de cette manufacture. L'entrée de cet établissement offre un aspect monumental, plus en rapport avec celui d'un palais qu'avec la porte d'une usine. Elle fut construite en 1773, sur les plans de Ledoux, architecte des barrières de Paris. Le péristile est décoré de six colonnes d'ordre dorique bâtard, en pierre blanche de Vergenne, dans le genre rocaille. En avant des magasins et des ateliers de fabrication, s'élève le bâtiment de la direction. Six belles colonnes, alternativement rondes et carrées, en précèdent l'entrée. Des bosquets de verdure et des corbeilles de fleurs sont groupés en dedans du mur qui sert d'enceinte à cette usine magnifique. On a prétendu que la reine Marie-Antoinette devait séjourner dans ce palais avec sa suite pour s'y livrer à la chasse au courre dans la forêt de *Chaux*, au bord de laquelle ce monument a été construit. Dans dix minutes, vous allez de la saline à l'église de Senans ; elle n'a rien de remarquable au dehors, mais l'intérieur a été décoré avec une rare munificence, par M. DE GRIMALDY. Le marbre blanc du sanctuaire, des statues en bronze doré, des tableaux des meilleurs maîtres, les boiseries artistement sculptées, ornent avec un goût parfait cet édifice religieux. Dans une chapelle latérale, votre attention se fixera sur une toile de Claude Vignon, peintre français du temps de Louis XIV ; elle représente une épisode de la vie de la Sainte Vierge. Les rayons de la lumière, heureusement ménagés, répandent sur l'ensemble de ce tableau un effet saisissant. Derrière le maître hôtel, les amateurs de la belle peinture s'arrêtent devant le tableau du martyr de Saint Bénigne, patron du lieu. Il est dû au pinceau de Giacomelli, artiste italien. Un christ en bronze doré,

6

porté sur des nuages par des chérubins, est placé en face
de la chaire. En continuant vos explorations, vous mar-
chez de surprise en surprise. A Senans, les merveilles de
l'art se confondent avec celles de la nature. Entre la forêt
de *Chaux* et la *Loue*, est le château moderne de Roche,
bâti sur les ruines d'un ancien fort qui défendait ce passage, alors très-fréquenté par ceux qui allaient à Rome.

« *Castellum a rupe euntibus romam quoudam fuit iter.* »
BOLLAND.

C'était la grande voie romaine d'Agrippa, dont on voit
les vestiges à travers les champs. Les cultivateurs la
nomment encore, par tradition, la *Chaussée de César*.

Depuis la terrasse du jardin au milieu duquel jaillit,
dans un bassin, une très-forte colonne d'eau, on descend
sur la pente inclinée d'un bois, les contours anguleux d'un
sentier. Il aboutit à une caverne rocailleuse, minée par
les flots de la *Loue*. Un kiosque élégant posé sur une corniche de rocher paraît suspendu sur votre tête. Une barque
attachée au rivage attend les passagers attardés qui veu-
lent abréger le chemin en traversant la *Loue (Lupa)*,
ainsi nommée à cause des terrains qu'elle enlève à l'agriculture dans ses fréquentes submersions.

Le val de la *Loue* faisait partie d'un bassin d'alluvion
tertiaire qui communiquait avec celui de la Bresse. Un
rideau transversal de montagnes, à Parcey, servait de digue à ce lac. Son lit se desséche lors de la rupture de ce
barrage. Ce petit bassin est exhaussé sur les bords et dé-
primé au centre que sillonne le cours de la rivière. Le relèvement ondulé du sol à la circonférence a été produit
par l'action érosive des flots qui s'avançaient contre cette
falaise de formation jurassique. Les galets quartzeux et

micacés stratifiés horizontalement, déposés dans ce sol ar-
gilo-sableux, temoignent qu'ils ont été arrachés par les
vagues aux rivages des Vosges et de la forêt de la *Serre*,
montagne primitive enclavée dans le Jura-Dolois. En
1825, on a trouvé à 4 kilomètres de la station d'Arc-et-
Senans, une barque creusée dans le tronc d'un chêne ; elle
était enfouie dans les alluvions, à 4 mètres de profondeur
et à un kilomètre du rivage de la *Loue*. On peut voir ce
monument des temps primitifs au musée des antiquités
de Paris. Il a été comparé aux pirogues dont les Galls
faisaient usage dans la navigation des fleuves. La décou-
verte de ce canot à une telle profondeur et dans un lieu
éloigné du lit de la rivière, fit naître la pensée qu'il avait
été enfoui dans les alluvions à l'époque du retrait des eaux
lacustres, après la rupture de la digue de Parcey. Si l'on
consulte la tradition conservée de temps immémorial dans
les chants populaires de ce pays, ce lac tertiaire aurait
été le théâtre d'une avanture semblable à celle de Héro et
Léandre. Serait-ce à cette circonstance, ainsi que je le di-
sais dans une description des environs de Salins, 1854,
que cette région du Jura doit le nom de *Val d'Amour*, ou
plutôt parce qu'elle faisait partie du comté d'Amâons, co-
lonie d'Amaves, que Constance Chore avait envoyée dans
ce pays pour le repeupler. La première conjecture me paraît plus probable, car dans l'autre supposition, ce nom
aurait dû être appliqué à toute la contrée occupée par les
Amausiens. A votre retour, vous traversez la *Loue* au-
dessous d'un pont en fil de fer, seul moyen pour commu-
niquer de la rive gauche avec la saline avant l'établissement de la voie ferrée. Au-delà, sur le territoire de Cra-
mans, des ouvriers en travaillant à élever un remblai qui

se prolonge au bois de Mouchard; trouvèrent dans les alluvions des médailles, des fragments d'armes, des vases romains, dans un état parfait de conservation. Ces objets et beaucoup d'autres font partie de mes collections. A la sortie de la forêt de Mouchard, ce terrain d'alluvion heurte contre le calcaire compacte supérieur, ancien rivage de cette mer tertiaire. Une défense d'éléphant *(Eléphas primigenius)*, charriée par les flots, a été retirée de leurs sédiments sableux; elle reste comme un témoin de ce grand cataclisme antédiluvien. Il en est de même sous le rapport de plusieurs ossements de mamouths et de rhinocéros, recouverts d'une couche de sable; ils ont été exhumés au revers d'une colline keupériennne, contiguë à l'embarcadère de Salius; non loin et à peu près au même niveau, j'ai recueilli des fragments de blocs erratiques provenant des Alpes. Quatre heures suffisent pour faire le voyage et visiter la saline d'Arc, l'église de Senans, le beau site du château de Roche, et embrasser d'un coup d'œil l'estuaire du *Val d'Amour*.

Vous arrivez à Salins à l'heure du dîner, comme si vous reveniez d'une promenade à pied aux environs de cette ville. Votre esprit étant encore émerveillé des chefs-d'œuvre des arts et des beautés de la nature, rehaussés par des aperçus géognostiques et la poésie des traditions locales.

Dans un ouvrage sur les eaux de Salins, imprimé en 1854, je me suis déjà occupé de décrire les environs de cette ancienne cité du comté de Bourgogne.

Ces deux esquisses diffèrent en certaines parties selon le point de vue descriptif et historique où je me suis placé, mais elles peuvent se compléter l'une par l'autre.

Au sujet de la question d'Alaise, on lira avec le plus vif intérêt les mémoires de M. Delacroix, architecte de Besançon ; Rossignol, de Dijon ; Charles Toubin, de Salins ; Guicherat et Bousson de Mairet, d'Arbois, etc., etc.

FIN.

Poligny, imprimerie de MARESCHAL.

TABLE.

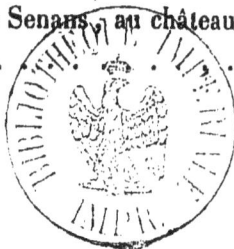

www.ingramcontent.com/pod-product-compliance
Lightning Source LLC
Chambersburg PA
CBHW050558210326
41521CB00008B/1027